EAUX THERMALES

DE

SAIL-LES-BAINS

DIT

Lès-Château-Morand

(LOIRE)

SILICE ET SILICATES

ÉTUDES COMPARATIVES

ENTRE

les Eaux silicatées de Sail-les-Bains et celles du Mauhourat, Cauterets (Pyrénées)

PAR

Le Dr E. BARANGER

Médecin de l'Établissement thermal de Sail-les-Bains
Membre de plusieurs Sociétés savantes

PARIS

IMPRIMERIE DE LA PUBLICITÉ (REVERCHON ET VOLLET)

18 Rue d'Enghien, 18

—

1880

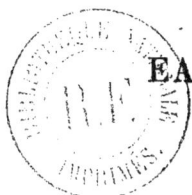

EAUX THERMALES

DE

SAIL-LES-BAINS

DIT

LÈS CHATEAU-MORAND

(Loire)

OUVRAGES DE L'AUTEUR

Lésions phlegmasiques du col utérin

Études sur les hôpitaux des Enfants en

Autriche, France et Russie

Régénération de l'Enfant par la Mère

Eaux thermales silicatées de Sail-les-Bains,

Guide aux Eaux de Sail-les-Bains

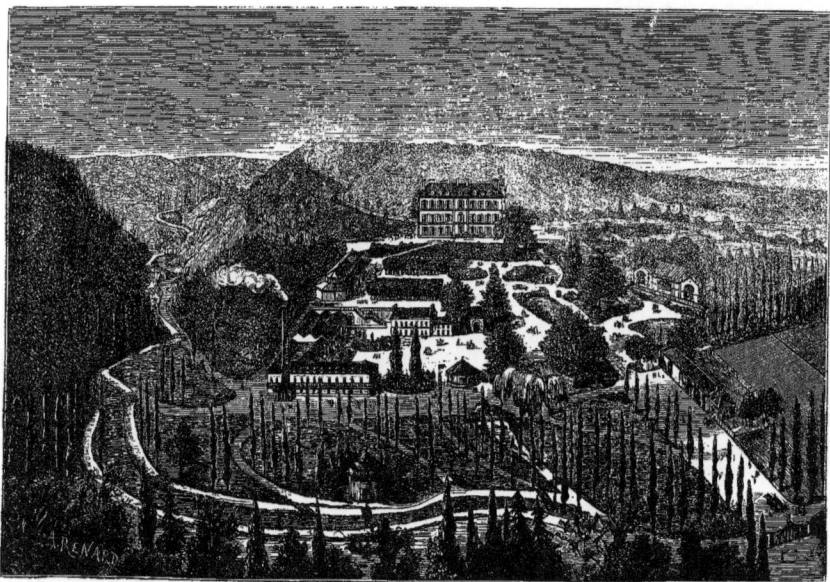

Vue de l'Établissement Thermal de SAIL-LES-BAINS dit LÈS-CHATEAU-MORAND
restauré, embelli et considérablement augmenté par la Société actuelle

EAUX THERMALES

DE

SAIL-LES-BAINS

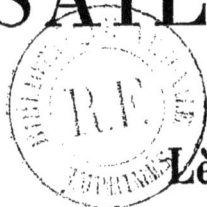

DIT

Lès-Château-Morand

(LOIRE)

SILICE ET SILICATES

ÉTUDES COMPARATIVES

ENTRE

les Eaux silicatées de Sail-les-Bains et celles du Mauhourat, Cauterets (Pyrénées)

PAR

Le Dr E. BARANGER

Médecin de l'Établissement thermal de Sail-les-Bains
Membre de plusieurs Sociétés savantes

PARIS

IMPRIMERIE DE LA PUBLICITÉ (REVERCHON ET VOLLET)

18 Rue d'Enghien, 18

1880

CHAPITRE PREMIER

Situation.

Propriétés physiques et chimiques des eaux de Sail-lès-Château-Morand.

Près de la ligne du chemin de fer du Bourbonnais, à l'extrémité nord du département de la Loire, à une heure de Vichy, est situé le village de Sail-les-Bains, près duquel jaillissent les sources de Sail, dit lès-Château-Morand.

Les eaux thermales de Sail-les-Bains sont d'origine romaine, ainsi que l'attestent le nom même (Salio, je jaillis) et les médailles de Caracalla et de Vespasien trouvées dans les fondations.

Elles n'ont jamais cessé d'être très frequentées, comme le démontrent la chronique d'Anne d'Urfé et les écrits du chanoine de la Mure, de Barrère, de Raulin, de Mérat, de Delens, de Duclos, etc.

Dès le seizième siècle, Sail-les-Bains jouissait d'une réputation que bien d'autres établissements, aujourd'hui très florissants, lui envieraient; les grandes dames du règne de Henri III venaient, disent les chroniques du Forez, s'y rajeunir, et une des sources porte aujourd'hui le nom d'Urfé, en souvenir de la belle Diane de Château-Morand, chantée dans l'*Astrée*.

En 1778, le docteur Richard de La Prade, de si honorable mémoire, donnait en quelques lignes cette précieuse indication :
« Il existe à Sail trois sources d'eaux thermales et une quatrième qui est froide. »

Le village est situé aux pieds des derniers contreforts des Cévennes, dont les sommets sont couronnés de sapins aux vivifiantes et balsamiques senteurs. L'établissement thermal est construit au milieu d'un parc magnifique.

La nature, prodigue pour ce ravissant pays, l'a doté de six sources de nature différente : l'une (source d'Urfé), alcaline, mixte, silicatée, magnésienne; l'autre, sulfureuse; les autres : source Persigny, ferrugineuse, la source Bellety, bicarbonatée calcique, avec traces de manganèse et de fer; la source des Romains, silicatée, alcaline-iodurée, et la source *Du Hamel*, alcaline, silicatée. La température de ces sources varie de 11 à 34° centigrades.

Notre intention est d'étudier spécialement, aujourd'hui, *la source du Hamel*, qui fournit en vingt-quatre heures *un million cent-cinquante mille litres* d'eau à 34°; c'est une véritable rivière thermale. Toutes les sources réunies de Cauterets, au nombre de plus de vingt, n'ont qu'un débit comparable à une seule source de Sail, et cependant elles doivent alimenter neuf établissements installés avec confort.

Avant 1848, sur l'emplacement de la buvette actuelle de la source Du Hamel, s'élevait un grand arbre, au pied duquel sourdait un mince filet d'eau thermale; c'était la *source du Saule*. A cette époque, on fit des travaux importants pour capter la source. M. le docteur Merle des Isles nous a raconté que l'on avait à peine atteint 10 mètres de profondeur, lorsqu'on entendit un bruit sourd et mugissant. Les nombreux ouvriers employés au captage n'eurent que le temps de fuir, une énorme masse d'eau fit irruption et inonda en peu de temps tout le voisinage de l'établissement.

L'eau de la source Du Hamel est d'une limpidité parfaite, incolore, elle est savonneuse au toucher, d'une saveur légèrement alcaline et d'une odeur faiblement aromatique. La réaction alcaline est due à la fois aux carbonates et aux silicates, qui agissent de la même manière sur le papier de tournesol en lui rendant sa couleur bleue, qu'un acide lui avait fait perdre; mélangée au vin, elle n'en change ni la couleur ni le goût; de nombreuses bulles de gaz se dégagent de sa masse, la densité est à peine supérieure à celle de l'eau.

Malgré les détériorations que les évènements firent subir à l'établissement, ces eaux n'en continuèrent pas moins à justifier la confiance des populations voisines ; chaque année, les médecins des environs, encouragés par leur propriété curative, conseillaient ces eaux à leurs malades atteints particulièrement de maladies de la peau.

Le passé de Sail et les nombreux cas de guérison des maladies traitées à cette station attirèrent l'attention du gouvernement et de l'Académie de médecine sur ces eaux minéro-thermales. L'Académie, désirant aussi connaitre les causes de l'antique réputation de cet établissement, nomma une commission spéciale et fit faire une analyse de ces eaux.

L'analyse des eaux de *Sail-les-Bains* a été faite, en 1845, par M. Ossian Henry père, le chimiste hydrologue de l'Académie de médecine, qui s'exprime ainsi dans le rapport qu'il fit à la savante société :

Les Eaux de Sail-les-Bains ne présentent aucune analogie avec les eaux minérales qui sourdent dans les départements voisins. On doit en attendre de grands avantages pour le soulagement des malades atteints d'affections chroniques de différente nature, ces eaux doivent être rétablies.

En conséquence, sur l'avis motivé par l'Académie de médecine, rendu dans la séance du 6 mai 1845, M. le ministre du commerce autorisa l'établissement des bains de Sail-lès-Château-Morand, et le plaça sous le patronage direct du gouvernement par son arrêt du 28 juillet 1845, en le déclarant *d'utilité publique*.

La prédominance marquée des silicates alcalins dans l'eau de la source Du Hamel s'explique par la nature du terrain granitique d'où jaillit la source.

Cette eau est douce, calmante, bien supportée par l'estomac. On peut en boire jusqu'à vingt verres et plus par jour. A la dose d'un ou deux verres matin et soir, elle ouvre l'appétit et favorise les facultés digestives ; elle augmente notablement la sécrétion urinaire. Par sa température de 34°, sa minéralisation de 0,4539 par litre, par la présence de la matière onctueuse et celle du gaz azote, qui, de l'avis de plusieurs chimistes hydrologues distingués, sont des agents très efficaces pour modérer l'action des systèmes nerveux et sanguin, la source Du Hamel possède des propriétés sédatives très marquées.

On emploie l'eau de cette source en boisson, aux repas et en dehors des repas, en lotions prolongées, en pulvérisation, en bains de vapeur, en bains de baignoire avec ou sans douche, en bains de piscine et en douches de toutes sortes, dans une salle d'hydrothérapie organisée d'après les méthodes modernes et avec les instruments les mieux choisis et les plus scientifiquement agencés.

M. le Dr Rimaud, de Saint-Etienne, qui a visité l'établissement de Sail-les-Bains, bien avant les dernières améliorations, et qui a savamment apprécié les propriétés physiologiques et thérapeutiques de ses eaux, s'exprime ainsi dans sa notice sur les Eaux du département de la Loire : « L'abondance de la source Du Hamel a permis de créer une piscine d'eau minérale pure, qui n'a pas sa rivale, tant par sa grandeur et sa belle construction, que par sa bonne tenue; elle forme un ovale immense. Des gradins sont établis autour, pour les enfants et les personnes qui restent en repos; sa profondeur est de 1 mètre 40. On peut y prendre ses ébats, et quinze personnes peuvent, en même temps, y nager à l'aise. Un tel exercice, dans un bain minéralisé, est extrêmement salutaire aux constitutions affaiblies. Cette piscine est couverte et parfaitement close; de nombreuses fenêtres permettent d'en renouveler l'air, en sorte qu'on peut s'y baigner en tout temps. » Sa longueur est de 12^m50 et sa largeur de 6^m50. Elle contient près de 100,000 litres d'eau.

Des appareils de gymnastique, trapèze, cordes à nœuds, cordes lisses, anneaux, échelles de corde, etc., suspendus au plafond de la piscine, descendent à la portée des baigneurs et permettent d'associer les exercices stimulants de la gymnastique aux exercices fortifiants de la natation. Cette installation favorise singulièrement les effets toniques que l'on recherche pour les enfants débiles et pour les personnes délicates et nerveuses.

On aperçoit au fond de l'eau, remarquable par sa limpidité, les jets intermittents de gaz qui sortent du conduit, en grosses ulles qu'il est facile de recueillir. Le baigneur, assis tranquillement sur les marches de la piscine, peut contempler, sur sa peau, de nombreuses petites perles produites par le gaz que contient l'eau minérale de la source Du Hamel. Ce gaz, soumis aux moyens d'analyse eudiométrique, a fourni pour cent parties :

Acide carbonique................... 2 à 3 centièmes
Oxygène .... 1/2 à 1   —
Azote 97   —

C'est donc de l'azote presque pur.

« On n'a pas suffisamment cherché jusqu'à ce jour, dit le D' Hugues, ancien médecin aux eaux de Sail, à se rendre compte du rôle que joue le gaz azote dans les eaux minérales. Plusieurs hydrologues, au nombre desquels nous pouvons citer M. Durand-Fardel, se demandent si son action ne serait pas de premier ordre. C'est ainsi que, pour les eaux de Saint-Sauveur, M. Durand-Fardel est conduit, par exclusion, à attribuer, à ce gaz seul, toutes les propriétés calmantes si remarquables qui font la réputation de l'établissement. »

L'azote, dans l'atmosphère, consiste à tempérer l'action de l'oxygène sur l'organisme. L'absorption de ce gaz par les voies digestives, intestinales et par la peau, ralentit l'oxydation des globules du sang; c'est donc là un élément de sédation.

Il ne faudrait pas croire, en s'en rapportant à certaines pratiques datant du moyen âge, que les piscines modernes, celle de Sail particulièrement, constituent des bains en commun, dans une eau stagnante et dans un milieu abandonné aux pauvres gens.

A Sail, l'eau s'écoule continuellement, ce qui permet à la piscine de conserver toute sa transparence, en entraînant les poils et les pellicules épidermiques qui pourraient surnager. Du reste, la piscine n'est permise qu'aux malades munis d'une autorisation du docteur de l'établissement. C'est une véritable rivière d'eau courante à 34°, dont le débit quotidien est, avons-nous dit, d'un million cent cinquante mille litres. La piscine est vidée et nettoyée complètement tous les soirs. C'est tout simplement une vaste baignoire, dans de magnifiques proportions, pour les exercices si utiles de la natation et de la gymnastique.

Au moment où l'on se plonge dans la piscine, la peau, qui

possède une température de 36 degrés centigrades environ, est
mise en contact avec un liquide qui n'en a que 28, car il a perdu
6 degrés dans son parcours, du griffon à la piscine. Il y a sentiment de fraîcheur, mais non de froid. Aussi le sang n'est-il pas
subitement chassé dans les cavités splanchniques. L'organisme

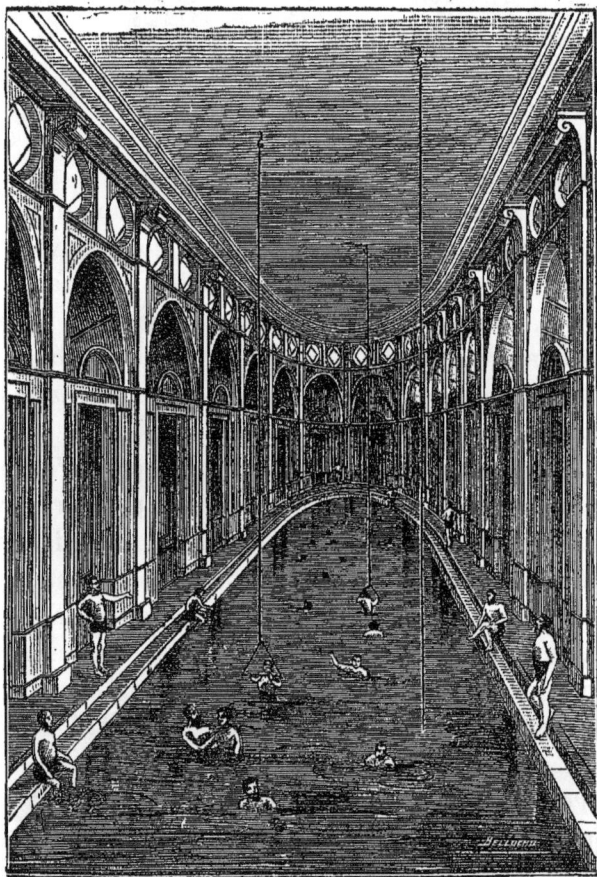

ne ressent pas de choc, il n'a pas de réaction à subir. La peau
est soustraite, dit le docteur Hugues, pendant un temps donné
et dans une certaine mesure, à l'influence vitale. L'innervation
qui lui est répartie est diminuée d'autant, et les centres nerveux
éprouvent un soulagement, un ralentissement d'action qui re-
tentit sur tout l'organisme : la vitesse du pouls est ralentie, les
contractions des muscles sont diminuées et un sentiment de

bien-être se répand partout. Les spasmes, les névralgies, les névroses, les démangeaisons sont calmés pour un certain temps.

La température évidemment sédative de l'eau, sa faible minéralisation, la présence du gaz azote et la matière onctueuse qui s'y trouvent en abondance, agissent à la manière des émollients et exercent une influence directe sur le système nerveux qui produit un demi-sommeil sur tout l'organisme.

C'est donc à bon droit que la source Du Hamel est signalée comme un type caractéristique d'eau sédative, par ses propriétés tempérantes sur les systèmes nerveux et sanguin.

La source Du Hamel se rapproche de celle du Mauhourat à Cauterets et des sources de Plombières; mais elle en diffère en ce que la première contient un peu de soufre, ainsi que la source sulfureuse de Sail, et en ce que celle du Mauhourat ne contient pas, ainsi que Plombières, d'iodure alcalin.

Par ses silicates et ses iodures, la source Du Hamel a beaucoup d'analogies avec les sources d'Evaux; mais celles-ci sont moins sédatives.

La comparaison la plus juste existerait entre la source Du Hamel et Schlangenbad (dans le duché de Nassau), qui est très vantée comme sédative dans les douleurs rhumatismales et névralgiques, ainsi que dans les affections de la peau.

Les résultats complets de guérison que nous avons obtenus dans les rhumatismes, les névralgies, les engorgements chroniques de la matrice, les plaies et les affections de peau, sont dus, en grande partie, à l'usage externe des eaux de Sail.

Les eaux minérales, dit le docteur Laborde, sont de véritables médicaments naturels, mais complexes, dont l'étude n'est guère sortie, jusqu'à présent, du domaine plus ou moins conjectural de l'observation empirique. Nous reconnaissons, avec le Dr Duhourcau, qu'elles n'ont pas encore livré tous les secrets qu'elles cachent dans leur sein, et que la chimie hydrologique est loin d'avoir dit son dernier mot.

Tout travail, qui a pour but de faire pénétrer quelque lumière dans les obscures profondeurs de la science hydrologique, trouvera peut être une excuse, s'il ne parvient à mériter un encouragement.

Les cabinets de bains, au nombre de vingt-quatre, sont installés, à Sail-les-Bains, avec propreté et confort. Il y a plusieurs baignoires dans lesquelles on prend des douches, et plusieurs autres cabinets dans lesquels on administre spécialement des bains sulfureux et ferrugineux avec l'eau provenant des sources correspondantes.

De 32 à 34 degrés centigrades, ces bains agissent comme calmants ; à une température plus élevée, à 36, 38 et 40 degrés centigrades, ils sont employés dans les cas où l'on veut produire de l'excitation, comme dans certaines paralysies, rhumatismes, etc., etc.

La salle d'hydrothérapie est aujourd'hui installée dans les meilleures conditions et avec un perfectionnement d'instrumentation tel qu'on ne peut rien désirer de mieux. — Les douches en cercle, en jet, en colonne, en poussière, en pluie, en lames, les douches ascendantes rectales, périnéales et vaginales, les bains de vapeur, ainsi que les étuves aux fumigations résineuses de genièvre et de pin Mugho, les bains russes avec salle de repos, les bains de siège à eau courante, trouvent leur application dans certains cas déterminés. L'eau pour les douches, est abondante et à la température de 10 degrés centigrades.

Le mélange opportun de l'eau froide à l'eau chaude, l'administration simultanée ou alternative de l'eau chaude et de l'eau froide (douche écossaise), trouvent leurs indications dans certaines maladies nerveuses.

Ainsi, dans les affections atoniques de la peau, la douche froide remplit le rôle d'adjuvant, elle amène un état fluxionnaire très favorable à la curation.

Tandis que, dans les affections nerveuses qui s'accompagnent de tendances congestives vers tel ou tel organe important, la douche chaude sur les membres inférieurs produit une révulsion très salutaire.

Pour les maladies de l'utérus et de l'intestin, la température et la force du jet sont calculées de manière à opérer des modifications légères et à éviter toute excitation intempestive.

Enfin, à côté de la fontaine Du Hamel, sont quatre cabinets dans lesquels on administre, avec de l'eau minérale de cette source, la douche en pluie, en lame ou en jet, spécialement dans les cas de plaies anciennes et de vieux ulcères variqueux des membres inférieurs ; et dans ces cabinets sont des fauteuils à dossier presque horizontal, disposés de manière à ce que l'eau minérale employée dans les injections vaginales reste plus longtemps en contact avec les organes malades.

Comme il n'y a pas à Sail qu'une seule espèce d'eau minérale, nous croyons utile de dire quelques mots sur les analyses et les propriétés des diverses sources de cet établissement thermal.

Source Du Hamel (Ancienne source du Saule).

Température 34°

Acide carbonique libre et azote.......	traces
Silicate de soude et de potasse........	0.1332
Bicarbonate de soude et de potasse....	0.0482
Sulfate de soude anhydre	).0800
Chlorure de sodium et de magnésium.	0.0903
Bicarbonate de chaux et de magnésie..	0.1122
Iodure alcalin	0.0030
Alumine et lithine silicatées	⎫
Azotate et sesquioxyde de fer........	⎬ 0.0100
Nitrate d'oxyde de fer..............	⎭
Matières organiques azotées.........	0.0070

$$0.4539$$

L'eau de cette source abondante alimente la piscine et les bains (sauf les bains spéciaux, sulfureux et ferrugineux); elle s'exporte, sans crainte d'altération, en grandes quantités.

Mélangée au vin, elle a la propriété de ne l'altérer en rien. Sa saveur est très agréable, elle n'a aucune odeur.

Source d'Urfé

(Alcaline mixte silicatée, magnésienne)

L'eau de cette source est limpide, sans odeur sensible, sa saveur est légèrement alcalescente et salée, il n'y a aucun dégagement de gaz.

ANALYSE SUR LES LIEUX, PAR M. O. HENRY (1850).

Température : 15° C.

Acide carbonique et azote	peu
	Gr.
Silicates de soude et de potasse	0.1001
Bicarbonates de soude et de potasse	0.1440
Chlorure de sodium et de magnésium	0.0400
Sulfate de soude (anhydre)	0.1357
Bicarbonates de chaux, de magnésie	0.0700
Iodure alcalin	tr. sens.
Alumine et lithine silicatées...	⎫
Nitrate, peroxyde de fer	⎬ 0.0300
Matière organique azotée (glairine)	⎭

$$\text{Total} \dots\dots \quad 0.5198$$

Cette source n'est utilisée qu'en boisson. De tout temps elle a passé pour purgative parmi les buveurs ; il résulte d'une série d'expérimentations par nous instituées, qu'à la dose de deux à quatre verres, pris coup sur coup, elle produit des effets laxatifs cinq fois sur six.

A quoi tient cette action purgative ? M. O. Henry trouve que rien dans sa composition ne saurait expliquer cette propriété. Cependant il est permis de faire remarquer que, bien que la quantité en soit minime, le sulfate de soude et le chlorure de sodium et de magnésium composent à eux seuls la moitié de la somme des principes fixes.

D'autre part, l'eau de la source d'Urfé est bue à une température assez basse. Or, on sait que l'élévation de la température, en favorisant l'absorption des sels dans l'estomac, produit la constipation ; tandis que l'eau minérale ingérée à un degré inférieur, qui ne favorise plus l'absorption saline, agit sur l'intestin et devient laxative. Il ne faut donc pas trop s'étonner de voir dans deux sources qui ont une composition à peu près semblable et des températures différentes (source Du Hamel, 34 degrés centigrades et source d'Urfé froide) des propriétés astringentes dans l'une et purgatives dans l'autre.

Quoi qu'il en soit, le fait existe, et les buveurs, qui en ont la connaissance, le mettent en pratique, toutes les fois que l'eau des sources voisines produit des effets inverses, c'est-à-dire la constipation.

Source des Romains

(Alcaline mixte silicatée, iodurée)

Cette source est située dans l'intérieur de l'établissement. L'eau, qui coule par un robinet, tombe dans un bassin de granit. Dans les fondations très bien conservées, on a trouvé, scellées aux murs, plusieurs médailles aux effigies des empereurs romains (Vespasien et Caracalla).

L'eau de cette source est employée en boisson.

ANALYSE SUR LES LIEUX, PAR M. O. HENRY

Température : 25° C.

	Gr.
Acide carbonique et azote	pet. quant.
Silicate de soude et de potasse......	0.0816
Bicarbonate de soude et de potasse..	0.0490
Sulfate de soude (anhydre).........	0.0460
Chlorure de sodium et de magnésium.	0.0720
Bicarbonates de chaux, de magnésie .	0.1830
Iodure alcalin	fort sens.
Alumine et lithine silicatées........	
Nitrate, sesquioxyde de fer.........	0.0300
Matière organique (glairine)........	
Total	0.4616

Source sulfureuse

Cette source se trouve au milieu de l'établissement « Elle est d'une limpidité complète et exhale une légère odeur d'acide sulfhydrique, plus manifeste quand on agite l'eau dans un vase ; sa saveur est également sensiblement sulfureuse, puis alcalescente. A part les réactions qui se rattachent à l'existence du principe sulfureux, les réactifs y décèlent les mêmes éléments minéralisateurs que dans les autres fontaines. Quant à l'iode, il a été des plus manifestes dans l'eau de cette source » (O. Henry).

Température : 20° *C*.

Acide carbonique et azote..........	pet. quant.
	Cent. cubes.
Acide sulfhydrique................	0.612
Silicates de soude et de potasse.....	0.083
Bicarbonates de soude et de potasse.	0.036
Sulfate de soude (anhydre).........	0.128
Chlorure de sodium et de magnésium.	0.095
Bicarbonates de chaux et de magnésie.	0.188
Alumine, lithine, nitrate.......... }	0.025
Sesquioxyde de fer, matière organique }	
Iodure alcalin....................	0.002
Total.........	0.559

Cette source contient 0,002 d'iodure alcalin sur 0,559 de principes fixes. Elle reçoit, par conséquent, de cet élément des propriétés particulières que nous avons déjà signalées dans la source Du Hamel.

Elle est de plus sulfureuse.

La combinaison de ces deux agents thérapeutiques soufre et iode, dans un même liquide est d'une précieuse utilité dans les vices herpétiques, etc.. les affections du larynx et des poumons.

Cette source ne fournit qu'une petite quantité d'eau. On s'en sert en boisson. La partie qui n'est pas consommée par les buveurs se rend dans un réservoir, d'où on la pompe, pour alimenter quatre baignoires. On se sert aussi de l'eau sulfureuse en pulvérisation, inhalation, etc.

L'excitation qu'elle produit est légère. Prise à la fois en boisson et en bain, elle s'accompagne souvent d'une poussée thermale, en plaques rouges très limitées, qui pâlissent au bout d'un ou deux jours de durée. Les vieux ulcères y subissent une subinflammation souvent nécessaire à leur guérison.

Source Persigny

(Ferrugineuse)

Cette source coule à côté de la précédente, mais en plus grande quantité. Elle possède des caractères ferrugineux très manifestes.

De plus, elle forme à l'air un dépôt ocracé abondant qui dénote la présence d'une forte proportion de fer.

ANALYSE PAR M O. HENRY.

Température 21° C.

	Cent. cubes.
Acide carbonique et azote	peu.
Acide sulphydrique..................	0.262
	Gr.
Silicates de soude et de potasse	0.0890
Bicarbonates de soude et de potasse....	0.0350
Sulfate de soude (anhydre)	0.0940
Chlorure de sodium et de magnésium...	0.1200
Bicarbonates de chaux et de magnésie..	0.1260
Alumine et lithine silicatées	0.0250
Sesquioxyde de fer, matière organique .	
Nitrate oxyde de fer	0.0150
Iodure alcalin......................	sensible.
Total........	0.5040

Source Bellety (18° centigrades).

(Bicarbonatée calcique ferrugineuse, avec traces de manganèse)

Cette source est située au milieu du parc. Signalée en 1777 par M. Richard de la Prade, elle a été retrouvée, dans ces dernières années, par M. Bellety.

Elle est froide, ferrugineuse; l'eau en est limpide. Mais à l'air elle se recouvre d'une pellicule irisée. Sa saveur est franchement atramentaire.

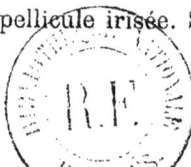

2

ANALYSE PAR M. O. HENRY.

Température 18°.

Acide carbonique libre.............	0.104
	Gr.
Bicarbonate de chaux	0.110
» de magnésie	0.040
Sulfate de chaux	
Alumine........................ {	0.050
Acide silicique..................	
Sel ammoniaque et sel de potasse	indices.
Chlorure alcalin..................	0.012
Oxyde de fer (carbonaté) .... }	0.078
» (crénaté) .... }	
Manganèse......................	traces.
Matières organiques azotées.........	0.045
(Accompagnant le fer et autres produits	traces.
Total........	0.335

Cette source est riche en sels de fer. Elle contient, en outre, des traces de manganèse. Le rôle que ce dernier métal joue, comme adjuvant des préparations martiales, a été trop bien mis en lumière par M. Pétrequin, de Lyon, pour qu'il soit nécessaire de s'y appesantir ici.

La source Bellety est donc appelée à rendre les plus grands services dans les chloroses rebelles, les menstruations douloureuses et tardives, et, en général, dans toutes les maladies occasionnées par un appauvrissement du sang.

TABLEAU SYNOPTIQUE DE LA COMPOSITION DES EAUX DE SAIL

NOMS ES SOURCES	Température	Acide carbonique et Azote	Silicate de soude et de potasse	Bicarbonate de soude et de potasse	Sulfate de soude (anhydre)	Chlorure de sodium et de magnésium	Bicarbonate de chaux et de magnésie	Iodure alcalin	Alumine et lithine silicatée Azotate et sesquioxyde de fer Nitrate d'oxyde de fer	Acide sulfhydrique	Manganèse	Matières organiques Azotées	TOTAL	OBSERVATIONS
Du Hamel ...	34°	traces.	0.1332	0.0482	0.0800	0.0903	0.1122	0.0030	0.0100	»	»	0.0070 Glairine	0.4539	Les silicates proviennent de la roche granitique.
d'Urfé	15°	Peu	0.1001	0.1440	0.1357	0.0400	0.0700	traces sensibles	0.0300	»	»	»	0.5198	—
des Romains.	25°	Peu	0.0816	0.0490	0.0460	0.0720	0.1830	fort sensibles	0.0800	»	»	»	0.4616	C'est par présomption que l'on assimile les matières azotées à la glairine.
Sulfureuse...	20°	Peu	0.0830	0.0360	0.1280	0.0950	0.1880	sensibles	0.0250	0.612	»	»	0.0557	—
Ferrugineuse.	22°	Peu	0.0890 Silicate de chaux en plus	0.0350	0.0940	9.1200	0.1260	»	0.0250	0.262	»	»	0.5040	Les eaux de Sail sont les seules eaux thermales naturelles que possède le département de la Loire.
Bellety	18°	0.104	0.0500	»	»	0.1200	0.1050	»	»	»	traces	0.0450	0.0335	
TOTAL....		0.104	0.5069	0.3039	0.4920	0.4293	0.7842	0.0030	0.1200	0.874	traces	0.0520		

CHAPITRE II

Propriétés chimiques de la silice
et des silicates alcalins

La *silice* (*acide silicique*) est un corps des plus répandus dans la nature. Elle fait partie de toutes les roches primitives, des argiles, des terrains de diverses formations; elle entre dans la gangue de beaucoup de minéraux, dans presque toutes les pierres précieuses, les cendres de la plupart des végétaux et une foule de sources minérales.

Elle offre deux variétés, l'état anhydre et l'état hydraté.

La silice anhydre est insoluble, elle constitue la plupart des quartz cristallisés ; on la prépare en soumettant les hydrates à la calcination.

La silice hydratée peut renfermer les éléments de l'eau en proportion variable, depuis les agates, qui en contiennent une très faible quantité, 1 à 2 pour cent, jusqu'à la silice gélatineuse qui en contient 16 et demi pour cent.

On la prépare en traitant le fluorure de silicium par l'eau; il se produit de l'acide hydrofluosilicique et de la silice gélatineuse $(Si\ O^3,\ HO)$, qui peut être recueillie.

La silice s'obtient également lorsqu'on traite les silicates par un acide.

La silice gélatineuse est légèrement soluble dans l'eau, on la trouve en plus ou moins grande quantité dans les sources minérales, et principalement dans certaines eaux d'Islande. Il est douteux qu'elle y préexiste à l'état libre. M. O. Henry pense qu'elle est mise en liberté, par suite de la décomposition des silicates au contact de l'acide carbonique de l'eau ou de l'air. Dans ce cas, il se forme un carbonate alcalin, et la silice libre est dissoute ou flotte en partie dans le liquide.

La silice se combine avec les bases en diverses proportions; Tantôt il y a excès de silice, comme dans le verre; tantôt il y a excès de base.

Les *silicates alcalins* avec excès de base sont les seuls solubles dans l'eau; on les trouve dans la composition des eaux minérales, et on peut les obtenir directement, en fondant une matière siliceuse avec un carbonate alcalin. L'acide carbonique volatil se dégage par la chaleur; et l'acide silicique, plus fixe, se combine avec la base pour former un silicate.

Une partie de carbonate de soude peut faire entrer en fusion trois parties de silice et donner un silicate soluble dans l'eau; on filtre la liqueur pour obtenir sa décoloration. (Frémy.)

On peut encore préparer le silicate de soude, en introduisant dans un creuset un mélange de 100 parties de quartz pulvérisé, 60 parties de sulfate de soude anhydre, 20 de charbon, et en chauffant au rouge jusqu'à ce que la désulfuration soit complète. (Buchner.)

Le silicate de soude, tel qu'on le fournit aux hôpitaux et tel qu'on le trouve dans le commerce, est sous forme de solution incolore, d'apparence sirupeuse, à réaction alcaline; il marque 50 degrés et il n'est pas cristallisable.

Cette solution contient 50 pour 100 d'eau environ, pour égale quantité de silicate; ce dernier est formé d'environ 68 pour 100 de silice et 32 pour 100 de soude.

Lorsqu'on prescrit 50 centigrammes ou 1 gramme de silicate, c'est toujours 0.50 centigrammes ou 1 gramme de solution qu'on entend ordonner.

Mode de préparation du silicate de soude

D'après M. Bonjean, on mêle intimement 300 grammes de silice à 1,000 grammes de carbonate de soude pur et desséché. On introduit ce mélange dans un creuset en terre réfractaire, puis on place le creuset couvert dans un fourneau à fort tirage ; on ne doit remplir le creuset qu'au tiers, parce que la matière se boursoufle, et l'on soulève de temps en temps le couvercle pour observer l'état du mélange. On entretient un feu vif et soutenu.

La matière devient pâteuse, puis elle entre en fusion au bout de trois heures environ, quelquefois plus tôt. On soutient la fusion au rouge blanc pendant une demi-heure, et on coule ensuite sur une pierre polie.

Ce premier produit est grisâtre, d'une saveur alcaline. On le réduit en poudre grossière, qu'on traite par l'eau bouillante jusqu'à ce qu'elle ne dissolve plus rien, on filtre la dissolution et on évapore à siccité, en agitant sans cesse sur la fin. Puis on reprend le sel par l'eau bouillante, on filtre de nouveau, on concentre en consistance sirupeuse et on dépose dans une étuve légèrement chauffée, où le silicate de soude cristallise peu à peu. Enfin, on enlève les cristaux à mesure qu'ils se forment, et, quand il ne s'en produit plus, on conserve le résidu pour le joindre à une nouvelle cristallisation.

A l'état de pureté, le silicate de soude est blanc, transparent, et retient plus de 50 pour 100 d'eau de cristallisation ; malgré cela, il se laisse facilement réduire en poudre. Sa saveur est piquante et franchement alcaline. Il cristallise en octoèdres, à base carrée. Il se dissout dans deux fois son poids d'eau froide ; dans dix parties d'alcool froid à 86 degrés, et dans cinq parties d'alcool bouillant. Exposé à l'air, il s'effleurit un peu à la longue, sans subir d'altération.

Soumis à l'action de la chaleur, il perd d'abord son eau de cristallisation, et éprouve ensuite la fusion ignée ; il perd ainsi plus de la moitié de son poids d'eau et conserve dans cet état toutes ses propriétés.

Les acides les plus faibles précipitent, sous forme de gelée, la silice de la dissolution aqueuse de ce sel, mais il faut pour cela que la dissolution soit un peu concentrée.

Traité par un acide, le silicate de soude ne doit pas faire effervescence ; s'il s'en produit, c'est que le sel contient du carbonate de soude.

Tous les silicates de soude du commerce sont dans ce cas. La présence du carbonate alcalin indique que la fusion a été mal faite et que la combinaison de la silice avec la soude ne s'est opérée qu'imparfaitement.

En traitant par un léger excès d'acide chlorhydrique une dissolution concentrée de silicate de soude, on en précipite toute la silice sous forme de gelée, qu'on calcine dans un creuset de platine, après l'avoir lavée à grande eau. Cette opération donne le poids de la silice.

M. *Ludwig Legler*, assistant du docteur *Fleck*, fait connaitre dans le tome VIII de la *Revue annuelle du laboratoire de Chimie*, le procédé qu'il emploie pour séparer l'acide carbonique du silicate correspondant :

Il fait bouillir environ 100 centimètres cubes d'eau, contenant un silicate en dissolution, pour séparer l'acide carbonique libre de celui qui est à moitié dans la combinaison. L'ébullition doit durer peu de temps. Il se sert comme indicateur d'une goutte d'acide rosalique et il ajoute de l'acide sulfurique titré.

Au temps de *Basile Valentin*, on faisait bouillir, dans de la potasse caustique liquide, des cailloux brisés ou du sable, qui s'y dissolvaient. Le produit n'était autre que du silicate de potasse, avec excès de base, ou verre soluble, verre liquide. Il était connu en médecine sous le nom de *liqueur de cailloux* et servait dans certains cas *d'affections articulaires* et les *maladies de vessie*. Le verre ordinaire lui-même était employé contre la *spermatorrhée*.

Faute de faits positivement articulés, la liqueur des cailloux, très vantée par *Basile Valentin*, tomba plus tard en désuétude, et la postérité médicale passa longtemps indifférente devant ce médicament autrefois célèbre, parce qu'elle ne retrouva plus les faits matériels, seuls capables d'éclairer la raison.

Propriétés physiologiques et thérapeutiques

Les travaux du médecin *Richard de La Prade*, publiés en 1778, constatent les bons effets des silicates.

En 1860, M. *Bonjean de Chambéry* publia une notice sur l'histoire chimique et l'action physiologique du silicate de soude.

L'action bien connue de certaines *eaux silicatées alcalines*

dans le *rhumatisme* et la *goutte*, fit présumer qu'un silicate de
soude soluble pourrait être avantageusement substitué aux autres substances alcalines, jusqu'alors employées dans les mêmes
cas.

Avant les travaux de *M. Bonjean de Chambéry*, qui datent
de 1846, aucun ouvrage de chimie ou de pharmacie n'a indiqué,
à notre connaissance, de procédé pour la préparation du silicate. Ayant obtenu, après de nombreuses recherches et d'essais
infructueux, un silicate de soude cristallisé et très soluble,
M. Bonjean en fit l'essai sur lui-même, à la dose de 10 à 25 centigrammes par jour. Les urines qui déposaient alors une assez
grande quantité d'acide urique, devinrent bientôt alcalines, puis
ne laissèrent plus rien déposer, après quelques jours de l'usage
de ce sel.

Guidés par ces premiers résultats physiologiques, M. le docteur *Dubouloz*, médecin de l'hôpital de Montmeillan (Savoie),
MM. les docteurs et professeurs *Garrin, Perrotino, Pétrequin,
Socquet, etc*, essayèrent le silicate de soude dans la *gravelle*, le
rhumatisme et la *goutte*. Les résultats furent satisfaisants et
continuèrent à être tels, pendant plus de dix ans, entre les mains
d'un certain nombre de praticiens de divers pays, désireux
d'expérimenter ce sel et d'être bien renseignés sur l'efficacité
du traitement.

M. Bonjean s'est livré à de nombreuses expériences qui lui
permirent de reproduire, dans le laboratoire, les effets de l'action dissolvante que le silicate de soude exerce sur l'acide urique dans notre économie et de tirer les conclusions suivantes :

*Le silicate de soude dissout à froid l'acide urique, en donnant
naissance à un liquide limpide et incolore, tandis que le bicarbonate de soude ne le dissout ni à chaud ni à froid. Les effets de ce
sel sur l'économie animale doivent donc être bien différents et
moins avantageux que ceux du silicate de soude dans les maladies où prédomine l'acide urique.*

*Les quantités de silicates alcalins nécessaires pour dissoudre
l'acide urique sont relativement très minimes* et telles que ce
sel, à la dose de quelques centigrammes par jour, doit empêcher la formation des dépôts d'acide urique, dans la goutte
et la gravelle, et en prévenir le retour, si l'on en continue pen-

dant quelque temps l'usage. C'est ce que l'expérience a depuis longtemps confirmé chez de nombreux malades.

Ces résultats, si faciles à constater, doivent offrir à la médecine une médication d'une importance facile à comprendre. En effet, quelle meilleure preuve à apporter, des propriétés médicales de ce composé alcalin, que de le voir donner lieu aux mêmes réactions, dans le creuset, comme dans l'économie animale, dans le laboratoire comme dans l'organisme !

C'est à MM. *Pétrequin et Socquet* que revient le mérite d'avoir replacé sur son véritable terrain scientifique la question de l'emploi de la silice et des silicates en médecine. Ces savants acceptèrent l'analyse chimique comme base de leur classification des eaux minérales. Ils touchaient aisément à leur but, lorsqu'ils furent arrêtés par un petit nombre d'eaux minérales qui ne pouvaient entrer dans aucune classification existante, et, parmi elles, *Sail-les-Bains* était la plus importante.

Le chiffre de la silice était ici en telle prédominance quantitative que ces savants furent obligés de créer une nouvelle classe, celle des *eaux alcalines mixtes silicatées*.

Mais cette dénomination, qui accorde trop d'importance aux doses infimes de carbonates alcalins, doit être remplacée par celle plus générique d'*eaux silicatées*.

Nous verrons que, plus tard, le docteur *Gigot Suard*, médecin consultant à Cauterets, en étudiant spécialement ces eaux, est arrivé à attribuer aux silicates alcalins les plus importantes propriétés de quelques sources de la grande station thermale des Pyrénées, et en particulier du Mauhourat, qui renferme, d'après l'analyse de MM. Filhol et Réveil, 0,1082 milligrames de silicates alcalins et seulement 0,0075 milligrammes de sulfate de soude anhydre. Le docteur *Gigot Suard* plaça la source Mauhourat et celle des Œufs dans la classe des eaux *silicatées sulfureuses*, et réserva le nom d'*eaux sulfo-silicatées* aux sources plus riches en principes sulfureux, telles que César, les Espagnols, Pauze-le-Vieux.

MM. *Pétrequin et Socquet* furent naturellement conduits à aborder l'étude des propriétés physiologiques et thérapeutiques de la silice et des silicates.

Les deux médecins de Lyon se mirent à l'œuvre; l'un d'eux

tenta de créer la question physiologique en expérimentant le silicate de soude sur lui-même ; il reconnut que 0,50 centigrammes de ce sel ajoutés à l'eau de Saint-Galmier rendaient
ces eaux alcalines. Il obtint le même effet avec 0,25 centigrammes, et il en conclut que les *sels de silice agissaient dans
l'organisme comme les bicarbonates alcalins, mais qu'ils avaient
l'avantage d'agir à moindres doses.*

M. Socquet essaya le même traitement sur les malades de
l'Hôtel-Dieu de Lyon ; il lui trouva, d'accord en cela avec la
clinique de Sail-les-Bains, une action efficace dans *la gravelle et
la goutte*, et le proposa comme devant combattre avantageusement tous les accidents de la *diathèse urique.*

En 1856, *MM. Socquet, de Lyon, et Bonjean, de Chambéry*,
sont revenus sur l'action du silicate de soude dans la diathèse
urique. *Ils ont constaté que ce médicament était plus efficace
que le bicarbonate de soude*, par la raison que l'acide urique
rendu par les malades se dissout entièrement dans une solution
froide de silicate de soude, tandis que cet acide n'est dissous, ni
à froid ni à chaud, par le bicarbonate de soude. Ils ont employé
avec succès le silicate de soude *dans la goutte, la gravelle* et le
rhumatisme chronique. Ils concluent de leurs expériences, faites
à l'instigation du professeur *Ségalas*, membre de l'Académie
de médecine, que le silicate de soude dissout bien l'acide urique,
et que dans les maladies causées par la diathèse urique, l'action
des eaux alcalines ne serait pas due à la présence du bicarbonate, mais à celle du silicate de soude.

Dans un extrait des *Bulletins de l'Académie royale de Belgique*, 2ᵉ série, tome XXIV, n° 8, 1867, M. Schwann fait connaitre le résultat de ses expériences, dans un rapport qu'il fit
à l'Académie de Belgique, sur une Note de M. *Émile Husson*,
répétiteur à l'École vétérinaire de Bruxelles, et qui porte ce
titre :

*Recherches cliniques et physiologiques concernant l'action des
silicates alcalins sur l'économie animale.*

Les expériences furent faites dans le laboratoire de *M. Melsens.*

L'auteur a donné à plusieurs chiens 10 et 20 grammes, en solution, de silicate de sodium. Il a observé les symptômes suivants :
diarrhée et difficulté pour uriner ; l'urine était alcaline et trou-

ble. Il a sacrifié ensuite les chiens, et il a cherché, par l'analyse chimique, la présence ou l'absence de l'acide silicique, non seulement dans l'intestin, mais aussi dans l'urine, le sang, et dans différents organes, tels que le cerveau, les muscles, etc.

Ayant ainsi constaté, par l'expérience, ce qui se passe dans l'être vivant, il a fait des expériences en dehors du corps, pour voir jusqu'à quel point on peut se rendre compte, par les affinités chimiques, de ce qui se passe dans l'organisme vivant.

Nous n'entrerons pas dans le détail des expériences, en voici les principaux résultats :

Les silicates alcalins, donnés en si petites quantités que le contenu de l'estomac reste acide, sont complètement décomposés dans l'estomac, même quand ils sont en solution très faible. Les liquides de l'intestin ne peuvent pas dissoudre de nouveau l'acide silicique précipité.

Les silicates alcalins ne peuvent donc pénétrer dans le sang que lorsqu'ils sont administrés en dose suffisante pour arriver en état alcalin dans l'intestin grêle. Ils ne se déposent ni dans le cerveau, ni dans les os, ni dans le foie, ni dans la bile ; mais les muscles renferment des quantités appréciables d'acide silicique précipité ; et, dans une expérience récente, la rate fut examinée aussi et renfermait de cette même substance.

Un des seuls symptômes constants de l'administration du silicate alcalin que l'on peut constater chez les chiens est l'absence d'acide urique dans l'urine.

Administré à des chiens, à la dose de plusieurs grammes, avec les aliments, ces animaux n'éprouvèrent aucun inconvénient.

L'injection dans les veines détermina une mort rapide, au bout d'une ou deux heures.

Pris avec des aliments, le silicate de soude est décomposé dans l'estomac ; il y a précipitation de l'acide silicique, qui est rejeté par les selles, tandis que l'alcali pénètre dans la circulation. Mais si la proportion de silicate est trop forte, le sel n'est pas entièrement décomposé dans l'estomac et est en partie résorbé ; on le retrouve dans la rate, les muscles et les reins.

M. Husson n'a pas examiné le sang des chiens, morts après l'injection de silicate de soude dans les veines.

Tel est le résumé des faits physiologiques que nous trouvons dans la thèse de M. *Putel*, publiée en 1873.

D'un travail de *Kussmaul sur les parties constituantes des cendres des poumons et des ganglions bronchiques*, publié en 1866 dans le second volume des archives de clinique médicale, nous extrayons les faits suivants :

L'analyse des cendres des poumons et des ganglions bronchiques a donné une proportion de silice variant de 4 à 24 pour 100. Le minimum s'est trouvé (observation 5) dans l'autopsie d'un homme de soixante-douze ans, atteint de bronchite chronique et d'emphysème. Le poumon droit, desséché, pesait 110 grammes et a donné 6 grammes 336 milligrammes de cendres. Les ganglions bronchiques étaient gros, fortement pigmentés ; ils ont donné 5 grammes 318 milligrammes de cendres, qui ont fourni 0,16 centigrammes de silice, des phosphates en abondance, des chlorures et des traces de sable, pas de chaux.

Le maximum de silice, c'est-à-dire 24 pour 100, dans les cendres, a été rencontré chez un houilleur atteint d'une pneumonie chronique avec induration. Les poumons avaient macéré dans l'alcool et s'y étaient débarrassés de la silice qu'ils contenaient. En outre, l'alcool renfermait des sels en solution. Le poumon gauche, dans lequel environ les trois quarts du lobe supérieur étaient privés d'air et pauvres de sang, pesait 746 grammes. Il a donné 4 grammes 491 milligrammes de cendres. Le poumon droit pesait 1,305 grammes.

Kussmaul pense que, vu l'absence de la silice dans les poumons d'un enfant, âgé de quatorze mois, et vu sa présence dans les poumons d'un enfant de neuf ans, la silice ne se trouve dans les poumons des adultes que parce qu'elle y a été respirée à l'état de poussière de quartz.

Le poids des cendres des poumons augmente chez l'adulte dans la proportion de 4 à 17 pour 100, chez les gens qui vivent de la vie ordinaire ; chez les houilleurs, on trouve près de 25 pour 100.

En moyenne, les poumons contiennent de 0,80 centigrammes à environ 1 gramme en moyenne de silice.

Les autres tissus contiennent seulement de 6 à 42 0[0 de silice.

L'écaille des poissons en contient 29 0[0.

Dans le sang, il n'y en a que des traces, environ 3 0[0.

Dans le foie, la rate, le tissu musculaire, il n'y a en que quelques centigrammes.

Ces chiffres démontrent que les poussières de quartz sont l'origine de l'abondance de la silice dans les poumons.

Chez les malades qui sont retenus plusieurs mois dans la chambre et même au lit, le poumon contient encore beaucoup de silice, de 7 à 13 0[0. Il en résulte, comme conclusion très vraisemblable, que les poussières siliceuses qui sont inspirées, ne restent pas à la surface de l'épithélium, mais qu'elles s'introduisent profondément dans le tissu pulmonaire.

Il n'est donc pas douteux que la silice qui se trouve dans les ganglions bronchiques, en grande quantité, y soit amenée par la circulation lymphatique.

Dans un travail de *Wilckens, sur la digestion dans chacune des parties du canal alimentaire de la brebis*, et publié à Vienne en 1878, dans le quatorzième volume du Zeitscheift fur biologie, IX⁰ livraison, nous voyons *que l'acide silicique n'est jamais absorbé par le canal intestinal.*

Wilckens critique l'opinion de *Wildt*, exprimée dans un travail intitulé : *De la résorption et de la sécrétion des substances nutritives dans le canal digestif de la brebis.* (Journal agricole de Gœttingue, 1ʳᵉ livraison, 1874.)

L'observateur, en pesant la masse de cellulose digérée l'oppose à la non assimilation de l'acide silicique.

Dans le journal de thérapeutique de Gubler, tome II, 1875, on peut lire que *M. Heckel*, partant de l'expérience de *Vogels* qui avait remarqué que le camphre hâte la germination des plantes, et des travaux de *Gœppert*, qui avait reconnu un pouvoir analogue au brôme, — a observé que les silicates, à la dose de 0, 25 retardent la germination.

En 1872, *M. Dumas*, l'illustre chimiste, communiqua, à l'Académie des sciences, un long mémoire sur la fermentation alcoolique. Il faisait connaître l'action des silicates alcalins relativement à leurs propriétés antizymotiques.

Peu de temps après, *MM. Rabuteau* et *Papillon* reprirent les mêmes recherches et étudièrent spécialement l'action du silicate de soude sur les diverses fermentations, au point de vue physiologique et pathologique. Leur première communication à l'Institut, date du 30 septembre 1872.

M. *Dumas*, après la communication scientifique faite par *MM. Rabuteau* et *Papillon*, dit qu'il a été amené à traiter quelques-uns des points signalés par les rapporteurs, et qu'il est arrivé aux mêmes conclusions, notamment au point de vue de l'action du silicate de soude sur la fermentation du lait et de l'alcool.

Plus tard, M. le docteur *Picot*, professeur suppléant à l'Ecole de médecine de Tours, a publié une brochure résumant ses travaux sur le silicate de soude.

Enfin, des recherches cliniques ont été faites par *MM. Marc Sée, Gontier, Dubreuil*, professeur à Montpellier, *Gosselin*, l'habile professeur de chirurgie de la Faculté de Paris, *Moutard-Martin, Picot, Champouillon, Constantin (Paul)*, etc.

Action antifermentescible et action physiologique des silicates

MM. Rabuteau et *Papillon* ont eu, les premiers, en France, l'idée d'étudier l'action du silicate de soude sur les diverses fermentations, puis sur l'organisme vivant et ses produits. Les résultats de leurs recherches ont été confirmés plus tard par M. le docteur *Picot*.

Action du silicate sur la fermentation alcoolique.

On prépare quatre échantillons de moût de raisin de 100 centigrammes cubes chacun.

Le n° 1 reste pur.

On ajoute aux n°^{os} 2, 3 et 4 respectivement 50 centigrades, 1 et 2 grammes de silicate de soude.

Dès le surlendemain, la fermentation s'établit dans les bocaux n°^{os} 1 et 2 ; moins active dans le second que dans le premier. Les liquides 3 et 4 sont intacts. Elle continue les jours suivants dans les deux premiers, qui sont couverts de mousse et dégagent une forte odeur alcoolique; les deux autres sont restés inaltérés, et, au bout de huit jours, il en est encore ainsi.

Action sur la fermentation lactique

On prend quatre vases, dans chacun desquels on met 100 centigrammes cubes d'urine.

L'urine n° 1 est laissée telle quelle. Les urines nᵒˢ 2, 3 et 4 reçoivent 0,50 centigrammes, 1 et 2 grammes de silicate de soude.

Dès le surlendemain, l'urine n° 1 est en pleine fermentation ammoniacale, le n° 2 sent à peine l'ammoniaque, les nᵒˢ 3 et 4 n'ont pas d'odeur.

Les jours suivants, la fermentation se prononce davantage dans le n° 2; elle est à peine sensible dans le n° 3, et nulle dans le n° 4.

Au bout de quinze jours, ce dernier ne présente aucune trace de décomposition.

Action sur la fermentation de l'urée

On prépare deux liqueurs, l'une de 100 centigrammes cubes de lait avec un quart de son volume d'eau, l'autre de 100 centigrammes cubes de lait avec un quart de son volume d'une solution de silicate de soude au vingt-cinquième.

Dès le lendemain, la première est aigre, la seconde n'a pas changé, à cela près que la crème surnage au-dessus du liquide.

Au bout de cinq jours, le lait simplement aqueux est très acide et complètement caillé. Le lait silicaté, au contraire, n'a aucun des caractères de l'acidité et, si l'on en sépare la crème, il reste un liquide alcalin, un peu épais, d'une limpidité remarquable, sans un seul flocon de caséine.

Action sur la fermentation amygdalique

Une émulsion de trois amandes douces et de trois amandes amères est faite avec de l'eau ordinaire. Elle exhale immédiatement un parfum très prononcé d'hydrure de benzoïle qui persiste.

Une émulsion semblable faite avec le même volume d'une solution de silicate de soude, au vingt-cinquième, est complètement inodore. Après dix jours, la première liqueur a encore son odeur et son goût, la seconde n'a acquis ni l'un ni l'autre.

Action sur la fermentation synapisique

Un papier Rigollot, trempé dans une solution étendue de silicate de soude, ne détermine aucune rubéfaction de la peau. D'autre part, lorsque celle-ci a été provoquée par le papier Rigollot, non trempé dans une solution silicatée, le silicate en solution, appliquée sur la peau, fait disparaitre la rougeur et la douleur.

En répétant, avec des solutions pures de glucose, les essais faits avec le moût de raisin, les résultats ont été les mêmes. Toutefois, en prolongeant l'expérience, la fermentation d'un mélange de 100 grammes d'eau, 10 grammes de glucose, 1 gramme 50 de silicate de soude, et 1 gramme de levure de bière, complétement entravée pendant huit jours, continue après ce laps de temps. Il est probable que, dans ce cas, une dose plus forte de silicate eût empêché la fermentation.

Action sur la fermentation putride

On hache 20 grammes de viande fraiche, qu'on délaye ensuite dans 50 centigrammes cubes d'eau ; on prépare trois macérations semblables, et les trois fioles sont abandonnées, débouchées à l'air.

La première contient de la viande seule. Trois jours après, la putréfaction a commencé, et elle continue les jours suivants.

Dans la deuxième, on a ajouté cinq centigrammes de silicate de soude ; aussi, ce n'est qu'au bout de cinq jours que l'odeur putride se développe complètement.

Enfin, la troisième fiole, outre la viande et l'eau, renferme dix centigrammes de silicate de soude; un mois après le début de l'expérience, il n'y a pas d'odeur de putréfaction, et on ne trouve au microscope aucun des infusoires caractéristiques. (*Expérience de M. Picot*).

Action sur le sang

On place dans trois flacons numéros 1, 2 et 3, 100 grammes de sang de bœuf frais et défibriné ; on ajoute au n° 2 un gramme, et au n° 3 deux grammes de silicate de soude en dissolution dans 10 grammes d'eau. Dès le surlendemain, le sang n° 1, non silicaté, répand une odeur infecte. La partie supérieure du liquide est claire, les globules sont rassemblés au fond du vase. En examinant le liquide au microscope, on voit des bactéries et des vibrions, les globules sont à peine déformés.

Les deux échantillons de sang silicaté, 2 et 3, sont au contraire complétement inodores, et, lorsqu'on en place une goutte sous l'objectif du microscope, on n'y aperçoit ni infusoires, ni globules : le silicate a déterminé la dissolution complète des hématies et des leucocytes.

La putréfaction n° 1 continue. Le sang silicaté, inaltéré pendant huit jours, commence à dégager, après ce temps, une faible odeur de putridité. En étudiant directement au microscope l'action d'une solution concentrée de silicate sur les globules sanguins, on constate qu'il faut une heure environ pour en obtenir la disparition.

Action sur le pus

Cent grammes de pus provenant d'une pleurésie purulente, extrait depuis cinq jours et exhalant une odeur fétide, sont additionnés d'un gramme de silicate de soude ; l'odeur disparait et la décomposition s'arrête. Examinés au microscope, les globules sont granuleux. La quantité de silicate de soude a été trop faible pour les dissoudre ; mais en faisant agir une plus forte proportion de sel sur une moindre quantité de matière, on obtient une dissolution complète.

Au bout de dix jours, le pus silicaté est encore sans odeur. Il faut, comme pour le sang, environ une heure pour déterminer la dissolution totale des globules de pus par une solution concentrée de silicate. La même solution fait disparaitre aisément les bactéries et les vibrions.

Action sur la bile

Cent grammes de bile fraiche de bœuf additionnés d'un gramme de silicate de soude ne présentent au bout de dix jours aucun signe de décomposition, tandis que la bile, abandonnée à elle-même, exhale des gaz putrides après le même laps de temps.

Action sur l'œuf

Un œuf battu avec un gramme de silicate de soude n'offre au bout de vingt jours aucun signe de putréfaction ou d'altération.

M. *Champouillon* a fait, sur les applications du silicate de soude, un beau travail qu'il a lu à l'Académie des sciences dans la séance du 10 février 1874. Voici les conclusions qu'il en tire :

« *Comme topique, la solution de silicate de soude prévient la décomposition du pus, préserve l'absorption des agents méphytiques ambiants; elle assainit les suppurations de mauvais caractère; elle neutralise l'élément infectieux de la diphtérite cutanée consécutive à l'application des vésicatoires, dans les hôpitaux encombrés; sous ce rapport, elle ne le cède en rien à la créosote ou à l'acide phénique.*

« *L'inhalation de cette solution poudroyée semble tarir, plus ou moins complètement, le flux muqueux propre aux affections catarrhales des bronches, même dans le cas de catarrhe sénile.* »

Action physiologique du silicate de soude

1° Administré par le tube digestif

M. *Picot* a fait sur les lapins des expériences qui ont donné les résultats suivants, ces animaux pesaient de 1,800 à 2,300 grammes :

Jusqu'à 20 centigrammes, ce sel est inoffensif. De 25 à 45 centigrammes, il commence à avoir une action réelle, qui se traduit par un peu de diarrhée, de perte d'appétit et de diminution dans le poids du corps ; mais cette indisposition est de peu de durée, puisqu'en général, vers le troisième jour, les lapins se rétablissent et recommencent à manger.

A des doses supérieures à 50 centigrammes et allant jusqu'à 75, le silicate de soude a une action très marquée ; il se produit de la diarrhée plus ou moins rapidement, et abondamment, suivant les doses de sel employées ; elle dure tout le temps de la maladie des animaux ; il y a élévation de la température, qui cependant ne dépasse pas 41 degrés, accélération des mouvements respiratoires, et enfin perte de poids en rapport avec les doses de sel ingéré. La maladie provoquée dure, aux doses précitées, en général de cinq à sept jours ; son intensité et sa durée sont proportionnelles à la dose d'une manière générale.

Un lapin sur six a succombé, et sa nécropsie montre, outre les lésions d'une véritable gastro-entérite, sans traces d'ulcération ni d'hémorrhagie, une altération des globules rouges, qui apparaissent, au microscope, déformés en roues de moulin, en chatons de marrons d'inde et en étoiles ; toutes lésions qui sont, on le sait, les phases par lesquelles passent ces éléments anatomiques lorsqu'ils sont en train de se détruire ; le poumon et le cerveau sont sains.

Enfin, on donne à quatre lapins un gramme de silicate de soude par les voies digestives ; ils présentent de la diarrhée, une élévation rapide et considérable de la température (2°,5) et une augmentation dans la fréquence des mouvements respiratoires ; tous meurent en trois ou quatre jours et les nécropsies montrent les mêmes lésions anatomiques précédemment décrites. Chez l'un deux, outre la rougeur générale de l'estomac et de l'intestin, on rencontre, dans ce dernier organe, un nombre considérable de petites taches variant de la grosseur d'une tête d'épingle à celle d'une forte entille. La lésion des globules rouges du sang est constante.

2° *En injections hypodermiques*

A l'endroit de la piqûre il se fait une escarrhe, et les symptômes généraux, quand on dépasse 30 centigrammes, sont les mêmes que dans l'ingestion par la voie gastrique; cependant, en injection, l'action du silicate est plus énergique, puisqu'à 60 centigrammes il tue la moitié des animaux; et tous les lapins, auxquels on fait une injection d'un gramme, succombent infailliblement.

3° *En injection dans les veines*

Chez un chien dans la veine duquel *MM. Rabuteau et Papillon* avaient injecté 1 gramme de silicate de soude, en solution aqueuse, on observa dans la journée des effets purgatifs, puis des vomissements. Dès le lendemain, les urines renfermaient de l'albumine, mais point de sucre. Les jours suivants, l'appétit diminua, il y eut encore des vomissements; l'urine était toujours albumineuse. L'animal mourut neuf jours après l'injection.

A l'autopsie, on trouva l'estomac congestionné et renfermant un liquide noirâtre, le cœur rempli de caillots avec un peu de sang fluide, les poumons congestionnés; la vessie contenait un peu d'urine albumineuse. Les canalicules (tubuli) du rein examinés au microscope, faisaient voir des cellules épithéliales graisseuses. Ainsi, le silicate de soude avait troublé profondément la nutrition.

L'action du silicate de soude est comparable à celle du borax; seulement elle est plus énergique, aussi bien sur les organismes supérieurs que sur les inférieurs et les ferments, ainsi que MM. Rabuteau et Papillon l'ont reconnu par quelques expériences comparatives. Par exemple, il faut moins de silicate que que de borax pour empêcher la fermentation de l'urine; et, tandis que l'injection dans la veine d'un chien d'un et 2 grammes de borax, dissous dans 40 grammes d'eau, ne provoque aucun trouble dans la santé de cet animal, l'injection d'un gramme seulement de silicate de soude, dans les mêmes conditions, détermine la mort.

C'est un médicament à employer dans les stomatites et l'angine inflammatoire.

Propriétés thérapeutiques

S'appuyant sur les données expérimentales de *MM. Rabuteau* et *Papillon* et de *M. Picot, M. Gontier*, remplaçant en qualité d'interne son chef de service, *M. Marc Sée*, à l'hôpital du Midi, employa le silicate de soude au point de vue thérapeutique.

M. Sée, à son tour, constatant les bons résultats obtenus à l'aide de ce médicament, en prescrivit l'emploi contre la *blennorrhagie aiguë* et chronique, les *chancres* infectants et non infectants, compliqués ou non de phymosis.

Des observations prises dans le service de M. Sée, on peut tirer les conclusions suivantes :

1° *Le silicate de soude en injections intra-urétrales n'est pas douloureux : il a toujours été facilement supporté et le succès a presque toujours été complet.* Cette propriété de ne pas causer de douleur, donne au silicate de soude une supériorité marquée sur les autres injections et surtout sur celle de nitrate d'argent.

2° Le traitement a été purement local, et même dans un cas il a réussi rapidement, alors que l'on employait vainement depuis un mois le copahu. Les injections silicatées sont un puissant et énergique auxiliaire, car sur 17 malades traités exclusivement par elles, 14 ont guéri dans un espace de temps, variant entre 8 et 18 jours, alors que chez beaucoup l'affection était chronique ; 3 autres malades sortis, sur leur demande, sans guérison entière, avaient cependant vu leur état considérablement amélioré ; un seul a résisté.

3° Le silicate de soude ne mérite pas les reproches adressés en général, aux injections. Ainsi nous voyons qu'il a été injecté chez des individus atteints d'orchite aiguë et que les malades, loin de voir leur état s'aggraver, s'en sont au contraire très bien trouvés.

Ce ne sont pas 50 centigrammes contenus dans la solution de 1 gramme de silicate de soude pour 100 grammes d'eau qui pourront jamais être accusés de produire des rétrécissements.

Dans les cas encore assez fréquents, où les malades ne peuvent supporter aucune médication interne, le silicate de soude, d'après le docteur *Putel*, a son emploi tout indiqué. Ce médecin pense, malgré les bons résultats obtenus pendant la période franchement aiguë, qu'il faut réserver l'usage de ce médicament, soit au début de l'affection, pour tenter de l'enrayer, soit à la période de déclin, alors que la miction n'est plus douloureuse et que les symptômes d'acuité se sont notablement amendés.

Les doses de silicate, pour 100 grammes d'eau distillée, doivent varier dans la blennorhagie entre 1 et 3 grammes. D'après le journal médico-chirurgical de Boston, on emploie, avec succès, dans ces maladies, l'injection de silicate de soude, à la dose de 1 gramme pour 250 grammes d'eau.

Les *chancres infectants et non infectants*, sans complications, ont été également soumis au traitement par la solution de silicate de soude, dont on imbibait de la charpie, que l'on laissait en permanence sur les parties malades. Les résultats obtenus, par cette médication, ont toujours été satisfaisants.

Comme dans la *blennorrhagie*, les applications topiques du silicate *sur les plaies chancreuses* ne causent aucune douleur. En outre, il est curieux de voir avec quelle rapidité ces plaies changent d'aspect, et l'écoulement purulent tend à se tarir à la surface.

Dans les cas de *phymosis* avec balanite, les injections de silicate de soude sont préférables à celles de nitrate d'argent.

Le docteur *Picot*, dans son service de l'hôpital de Tours, a traité, avec le silicate de soude, l'*uréthrite blennorrhagique de la femme*, et, dans cinq cas, il vit la maladie disparaître après quelques injections. La moyenne du traitement était, en général, de huit jours. M. Picot cite encore des *guérisons d'ulcérations du col avec vaginite*.

Le docteur *Putel*, dans le service de M. le docteur Moutard-Martin, a eu l'occasion de constater les bons résultats de l'emploi du silicate de soude dans les cas d'*uréthrite*.

Le docteur Champouillon a traité avec succès un certain nombre d'ozènes *syphilitiques, ou non, par des injections silicatées*.

Le docteur *Dubreuil* a employé le silicate de soude chez un

malade affecté d'*hypertrophie de la prostate* avec *urines puru-
lentes et ammoniacales*. Les succès obtenus par ce chirurgien
ont été excellents, ainsi qu'il l'a fait savoir, dans une communication à la Société de chirurgie, le 13 novembre 1872.

M. le docteur *Marc Sée*, dans le travail qu'il a publié sur les
résultats obtenus à l'hôpital du Midi, cite un cas dont il a eu connaissance par un de ses amis, praticien distingué d'Alsace. Ce
cas est celui d'un magistrat, qui, atteint depuis plusieurs années
d'une *cystite purulente*, entretenue par la *gravelle urique*, se
soumit, sur les conseils de son médecin, aux injections silicatées,
et vit, à sa grande joie, les urines couler claires et limpides
après le sixième jour de traitement.

Le docteur *Champoullion* a également fait, avec succès,
contre la *cystite*, l'emploi du silicate de soude.

M. le professeur *Gosselin* a traité aussi, avec succès, plusieurs
cas de *cystite*, par le silicate de soude, tant à l'hôpital que dans
sa clientèle civile.

Chez une malade de la ville, atteinte de *cystite chronique* avec
purulence, il a injecté le silicate de soude, en commençant par
0.25 centigrammes et en arrivant à 0.75 pour 100 grammes
d'eau; au bout de vingt jours, la malade était complètement
guérie. — Deux hommes affectés de la même maladie, à l'hôpital de la Charité (salles Sainte-Vierge et Sainte-Catherine), ont
été aussi guéris par M. *Gosselin*, dans un laps de temps variant
entre dix et vingt jours.

Il résulte des observations faites à cet hôpital, qu'il est de
toute nécessité, avant d'injecter du silicate de soude dans
la vessie, de faire dans cet organe un lavage préalable et
complet.

Le docteur *Hugues* a traité avantageusement, à Sail-les-Bains,
avec l'eau de la source Du Hamel employée en douches, bains,
irrigations, des *plaies*, des *maladies de peau* et des *affections
utérines*. — Nous avons aussi obtenu d'excellents résultats dans
ces maladies, ainsi que dans la goutte, la gravelle et le rhumatisme chronique.

1° En dehors de l'organisme, le silicate de soude est un anti-

fermentescible très énergique, et il détruit très rapidement les globules du pus et du sang.

2° Comme agent thérapeutique, il constitue, en dissolvant les leucocytes, un antiseptique puissant et jusqu'ici exempt de reproches.

3° Les silicates sont des alcalins et ils forment, à la surface, des parties mises en contact avec eux, une sorte de vernis isolant; enfin, c'est un médicament destiné à occuper une place importante dans la thérapeutique usuelle.

CHAPITRE III

Des eaux thermales silicatées

Dans une précédente notice sur les *Eaux thermales silicatées de Sail-les-Bains*, nous avons présenté la Source Du Hamel : 1° comme *reconstituante* et rétablissant le jeu régulier des fonctions digestives, *eupeptique* et *réparatrice* par conséquent; et 2° comme *dépurative* par ses effets sur les organes d'assimilation et de désassimilation.

Revenant sur cette importante et double question, nous nous proposons d'étudier spécialement les principes minéraux auxquels la Source Du Hamel doit ses effets thérapeutiques, et de la comparer à une de nos sources les mieux appréciées des Pyrénées, à la source du *Mauhourat*, à Cauterets.

Ce qui nous a engagé à établir un parallèle scientifique entre ces deux sources, c'est que l'une et l'autre doivent leurs propriétés spéciales à la prédominance des *silicates alcalins*.

Dans l'eau de la source du *Mauhourat*, d'après l'analyse faite par *MM. Filhol et Réveil*, on a trouvé *0.1082 de silicates alcalins par litre*.

Dans l'eau de la source *Du Hamel*, M. Ossian Henry en a trouvé *0.1432*. (Voir plus haut l'analyse des sources de Sail-lès-Château-Morand.)

L'analyse faite par *MM. Filhol* et *Réveil* de l'eau de la source du Mauhourat fait encore mieux ressortir la justesse de la comparaison que nous établissons :

SOURCE DE MAUHOURAT

Silicates de soude et de potasse......	0.1082
Sulfure de fer.....................	0.0004
Bicarbonate de soude..............	traces.
Sulfate de soude (anhydre)......... ..	0.0075
Chlorure de sodium................	0.0800
Iodure alcalin....................	traces.
Matière organique azotée............	0.0460
Gaz acide carbonique et azote........	23.90

De cette analyse il résulte que la *prédominance des principes minéraux, dans la source de Mauhourat, reste aux silicates alcalins.* Il en est de même pour l'eau de la source Du Damel, ainsi que le démontre l'analyse.

Les rapports chimiques sont, du reste, parfaitement établis entre ces deux sources, et les différents chimistes et médecins qui les ont étudiées, sont d'accord pour leur donner la dénomination d'eaux silicatées.

Le nom d'*eaux thermales silicatées alcalines*, donné d'abord aux eaux de Sail par *MM, Pétrequin et Socquet*, ainsi que par *M. Hugues*, a été ensuite donné à l'eau de la source Mauhourat par *MM. Fontan, Filhol et Réveil, Louis et Henri Byasson, Gigot Suard, Duhourcau, Lahillonne, Moinet et Garrigou*, chimistes et médecins de cette précieuse source des Pyrénées, ainsi qu'à plusieurs de ses congénères. Tous ces savants sont d'accord pour attribuer la grande importance et les heureux résultats thérapeutiques de l'eau de Mauhourat à la prédominance des silicates alcalins.

Ce principe étant démontré, nous étudierons les propriétés physiologiques, puis les effets thérapeutiques du principe minéralisateur, auquel ces deux sources doivent leurs propriétés curatives. Il découle de cette étude une conclusion toute naturelle, c'est que ces deux eaux ayant la plus grande analogie, tant au point de vue chimique qu'au point de vue physiologique, elles doivent concourir, l'une et l'autre, à soulager et à guérir les mêmes malades, dans des maladies similaires.

M. le docteur *Duhourcau*, dont les savants travaux sur les eaux de Cauterets sont bien connus, dit que l'eau de Récamiset ne contient plus de trace d'hyposulfite de soude. Elle doit ses propriétés, efficaces et certaines, au silicate de soude qu'elle contient, d'après le docteur H. Byasson; au silicate de potasse, d'après M. Filhol. Depuis 1874 elle est très employée en boisson, et paraît devoir être très utile comme diurétique et dépurative; la température n'est que de 25° à 26° C. Il faut la chauffer pour le service des bains, ce qui est fâcheux au point de vue de la conservation de ses principes chimiques et par suite de ses effets thérapeutiques.

« M. Filhol, dans son analyse des eaux de Cauterets, rapporte, comme Fontan, la majeure partie de l'alcalinité de ces eaux, au silicate de potasse qu'elles renferment en quantité très notable. Ce silicate proviendrait des roches attaquées par les vapeurs sulfureuses, dans les profondeurs du sol, ou sur leur passage. M. Reveil, son collaborateur, avait écrit précédemment que l'albite (feldspath à base de soude) dominait dans les granits de Pézaire. Et, depuis, bien des chimistes, ingénieurs ou géologues, ont démontré, dans nos granits pyrénéens, la présence de silicates à base de soude, de chaux, de magnésie et de lithine.

« L'explication que donne M. Filhol de la présence des silicates alcalins dans les eaux sulfureuses est dûe à M. Ch. Sainte-Claire Deville.

« M. Filhol a divisé en deux espèces, d'après leur nature alcaline, les eaux des Pyrénées, suivant qu'elles renferment des carbonates ou des silicates de soude en quantité prédominante. M. Duhourcau reconnaît que certaines sources de Cauterets, et en particulier le Mauhourat, doivent leur alcalinité au silicate de soude.

« M. Garrigou croit avoir trouvé, dans les résultats de ses expériences alcalimétriques, l'explication de l'action particulière de certaines sources sulfurées dans les affections des voies urinaires et dans la diathèse urique, c'est-à-dire les eaux légèrement sulfureuses et rendues alcalines par les silicates alcalins. Cauterets possède une de ces sources (le Mauhourat) dont la réputation est aujourd'hui bien établie. La source sulfureuse de Sail présente une analogie très grande avec celle du Mauhourat, si on tient compte des principes sulfureux.

« D'après M. Garrigou, ces sources, primitivement sulfureuses et chaudes, ont sans doute subi, dans leur trajet souter-
rain, l'action altérante de l'eau froide qui tient la silice en dissolution; le sulfure alcalin, décomposé par la silice en alcali et
acide sulfhydrique, donnerait naissance à une certaine quantité
de silicate alcalin, arrivant dans cet état à la surface du sol,
tandis que l'hydrogène sulfuré se serait peu à peu dégagé ou
décomposé. L'eau se trouverait donc, *au griffon* (1), très peu sulfureuse et assez fortement alcaline, non par du carbonate de
soude, car elle n'aurait pas encore subi le contact de l'air, mais
par du silicate de soude formé dans les canaux du parcours. »

« Si la quantité de sels alcalins qu'un malade absorbe dans la
journée, avec ses deux ou trois verrées d'eau peut paraître insigni-
fiante, il n'en est plus de même du poids de ces mêmes sels contenus dans un bain. Ces doses de sel de soude, si elles ne sont pas
considérables, à côté de celles qu'on a l'habitude de prendre
pour les bains alcalins artificiels, sont éloignées cependant des
doses homéopathiques et suffisamment élevées pour qu'il ne soit
pas besoin de recourir à la doctrine d'Hahnemann, afin d'expliquer l'action des eaux de Cauterets. Et si l'on songe aux autres
conditions d'activité imprimées à ces eaux, à cette sorte de vie dont
elles sont douées, on ne sera pas surpris qu'avec de si petites
doses en apparence, on obtienne si souvent de grands effets. »

M. Garrigou, en parlant de Mauhourat, dit : « Le médecin
ne doit nullement être étonné de trouver au sortir des monta-
gnes granitiques comme Vichy, Vals, etc. (c'est aussi le cas des
sources de Sail-les-Bains), des sources agissant sur les voies
urinaires, d'une façon quelquefois aussi active que les sources
carbonatées alcalines, réputées, jusque dans ces derniers temps,
comme spéciales dans les cas de maladies attribuées à la diathèse
urique. Il y a là une question de tempérament, d'âge, de constitution et d'altération pathologique concomitante, qui fait que
les malades à envoyer à des sources bicarbonatées alcalines ou
silicatées alcalines exigent un examen clinique spécial, et dans
lequel la chimie pathologique a un grand rôle à jouer.

A l'époque où Bordeu pratiquait à Cauterets, l'analyse

(1) *Griffon* indique les différents points d'émergence des filets d'eau qui
constituent une source. (Littré, p. 1934).

n'avait pas encore indiqué la prédominance des silicates dans quelques-unes des sources de Cauterets, et cependant ce savant praticien écrivait : « C'est par son action sur l'estomac, promptement réfléchie sur les reins, à la manière d'un corps électrique, que l'eau du Mauhourat agit si efficacement dans les dyspepsies et les gastralgies, même avec irritation. Il en avait parfaitement étudié les propriétés digestives et diurétiques, sans en connaître la cause. »

Il était réservé aux chimistes de nous dévoiler en partie le secret des eaux silicatées, en nous faisant connaître leur composition intime.

MM. Byasson frères ont trouvé, dans l'eau de la source du Mauhourat, une quantité de silicates un peu plus grande que celle trouvée, quelques années avant, par MM. Filhol et Réveil.

M. le docteur Louis Byasson, étudiant en 1875 et en 1876, les applications thérapeutiques de l'eau de la source du Mauhourat, à Cauterets, en même temps que son frère en étudiait les propriétés chimiques, reconnaissait, avec lui, que cette eau est plus silicatée que sulfureuse, et la classait, ainsi que l'avait fait Gigot Suard, parmi les eaux *silicatées alcalines*. Ne reconnaissant aucune importance aux quantités infimes des sulfures de la source du Mauhourat, ils n'attribuent, tous les deux, ses effets qu'aux silicates alcalins qu'elle contient en quantité prédominante.

Le docteur Moinet, médecin consultant à Cauterets, reconnaît aussi, comme très juste, la dénomination d'eau silicatée, donnée à la source du Mauhourat.

Prenant séparément chacun des principes minéralisateurs de de l'eau du Mauhourat, M. Louis Byasson cite, en première ligne, le silicate de soude, et il ajoute :

« *Les silicates alcalins ont été employés avec succès contre certaines manifestations de la diathèse urique, et ils jouissent, par rapport à l'acide urique, de propriétés dissolvantes considérables.*

« L'eau silicatée est un modificateur puissant de la diathèse urique, et, après avoir produit une augmentation dans la quantité d'acide urique éliminé, elle atténue sa production, en vertu même de la régularisation des fonctions intestinales.

« En augmentant la quantité d'urine, elle imprime, à l'économie tout entière, une excitation spéciale qui se traduit par une activité plus grande de la nutrition générale, dont nous avons la preuve dans une augmentation sensible de l'urée et une diminution des substances azotées incomplètement transformées. »

« *L'eau minérale silicatée agit tout spécialement dans la gravelle, la goutte et les dyspepsies de nature goutteuse.* »

Voici comment s'exprime le professeur Thompson, le célèbre chirurgien anglais, à propos des maladies goutteuses et graveleuses :

« On traite habituellement, par le bicarbonate de soude, les malades dont les urines laissent déposer des sédiments acides. Il est incontestable que les alcalins, pris à haute dose, font disparaître les sédiments des urines; l'acide urique ne se précipite pas, le malade se croit guéri.

« Malheureusement il n'est pas débarrassé de son ennemi, qu'il a seulement rendu invisible, car il n'a pas enrayé la production excessive d'acide urique. L'organisme fabrique autant qu'avant, seulement, l'acide urique et les urates étant solubles dans les alcalis, on en a dissimulé la présence, rien de plus. Voilà la sécurité que donne au malade l'usage de l'eau de Vichy : l'acide urique est devenu invisible à ses yeux, mais c'est tout.

« La production excessive d'acide urique dans les urines et, par suite, les manifestations goutteuses, sont le résultat d'une assimilation incomplète, imparfaite, imputable au tube digestif lui-même et aux organes qui lui sont unis par une étroite solidarité fonctionnelle. Au fond, cette tendance, que possède l'organisme de produire de l'acide urique en excès, réside souvent dans une paresse hépatique; un foie, ne sécrétant pas autant qu'il le devrait, faillit à son rôle éliminateur; une tâche supplémentaire incombe alors aux reins, ce qui explique la présence dans la sécrétion de ces organes, d'une quantité anormale d'urates, et la guérison de leurs maladies par l'usage des eaux silicatées.

La source du Mauhourat, par son action sur les voies digestives, réveillera le foie paresseux, et voilà pourquoi elle mérite une place à part dans le *traitement de la dyspepsie liée à la goutte,* par conséquent *dans le traitement de la gravelle et de la goutte elle-même.* Il en est de même à Sail-les-Bains.

Les sels de lithine ont été employés dans le traitement des maladies dues aux excès d'acide urique, ainsi que l'ont prouvé les travaux de *Guéneau de Mussy, Moutard Martin* et autres savants ; l'eau de Sail, qui contient des silicates de lithine, est un excellent lithontriptique.

Gigot Suard, médecin consultant à Cauterets, étudia d'une manière très sérieuse les eaux de ses nombreuses sources, d'après les analyses de MM. Filhol et Réveil.

Pour ces chimistes distingués, l'eau du Mauhourat ne contient que 0,0165 de sulfure de sodium, tandis qu'elle renferme 0,1082 de silicates de soude, de chaux et de magnésie.

Gigot Suard présenta un important mémoire à la Société d'hydrologie de Paris, en réponse à l'intéressante discussion qui eut lieu *sur le traitement des maladies de peau par les eaux minérales silicatées* :

« Il est un autre sel, sur lequel, jusqu'ici, on n'a pas fait de sérieuses recherches et qui cependant mérite toute l'attention des praticiens, c'est le silicate de soude soluble.

La présence de ce sel dans certaines eaux minérales a une importance réelle. Or, parmi les eaux sulfureuses thermales des Pyrénées, il y en a plusieurs qui renferment une proportion relativement forte de silicate de soude.

M. Bourdon, médecin de la Charité, s'exprimait ainsi dans la séance de la Société d'hydrologie du 2 mars 1868 :

« Si le classement fait par M. Gigot Suard des eaux silicatées sulfureuses, et leur efficacité contre les affections herpétiques dépendent de leur richesse en silicates alcalins, si la pratique venait démontrer que le degré d'efficacité des diverses eaux contre les affections arthritiques dépendit des proportions de silicates qu'elles contiennent, M. Gigot Suard aurait rendu un véritable service à la science. »

Depuis lors, la science a marché, et les nombreux succès, obtenus à Sail, dans le traitement des maladies de peau et des affections dues à la diathèse urique, sont des nouveaux témoignages irrécusables des propriétés curatives de ses sources.

M. Gigot Suard a répondu à M. Bourdon ainsi qu'à MM. Labat et Mialhe, ses honorables contradicteurs, sur les proportions peu élevées de silicates dans les sources de Cauterets, séance du 20 mars 1868 :

« Dans mes recherches sur les propriétés thérapeutiques du silicate de soude, et elles sont nombreuses, j'ai toujours employé ce sel avec succès à des doses faibles, de 10 à 25 centigrammes dans les vingt-quatre heures.

« Si vous admettez que 0,016 milligrammes de principe sulfureux que contient la source du Mauhourat agisse, pourquoi refuseriez-vous une action spéciale aux 10 centigrammes de silicate de soude, contenus dans ce même litre d'eau?

« La médecine thermale contribuera pour une large part à une réforme radicale dans la thérapeutique, sous le rapport des doses auxquelles il convient d'administrer les médicaments. »

M. Gigot Suard ajoute :

« Je persiste, plus que jamais, dans l'opinion que j'ai soutenue devant la Société d'hydrologie médicale de Paris, surtout depuis mes dernières recherches sur les effets dépuratifs du silicate de soude.

« Dans la pratique thermale, ne voyons-nous pas, tous les jours, les principes actifs des eaux produire des effets presque merveilleux, à des doses pour ainsi dire infinitésimales? Ainsi, il m'arrive souvent de ne prescrire, contre certaines affections chroniques de la poitrine, qu'un quart, ou au plus un demi-verre d'eau de la *Raillière*, soit, par jour, neuf ou dix-huit dixièmes de milligrammes de principe sulfureux, et d'obtenir les meilleurs résultats de cette pratique. »

Les eaux thermales silicatées alcalines sont très digestives, grâce à leur température et à la prédominance des sels alcalins. Les fonctions de l'estomac et des intestins sont stimulées comme ces organes eux-mêmes : l'appétit augmente, la digestion devient plus facile et la nutrition plus active. Cette action est immédiate et énergique.

En activant particulièrement la sécrétion urinaire, les silicates agissent plutôt sur l'urination que sur les organes urinaires eux-mêmes. Aussi n'a-t-on jamais vu l'eau du Mauhourat, pas plus que celle de Du Hamel, déterminer des symptômes d'irritation du côté du canal de l'urèthre et du canal de la vessie.

Ces eaux augmentent surtout, et dans une proportion vraiment remarquable, la quantité de principes fixes éliminés par les urines; Gigot Suard en a trouvé 60 grammes, au lieu de 42, proportion normale en vingt-quatre heures.

Un des effets les plus frappants de cette influence des eaux silicatées sur l'excrétion rénale est l'émission d'une quantité plus ou moins grande d'urates, qui forment un précipité rougeâtre au fond et sur les parois des vases, précipité dans lequel on trouve souvent de l'acide urique libre, par suite de la décomposition des urates.

Ce phénomène se produit même chez les personnes dans l'urine desquelles les urates sont ordinairement en si petite proportion qu'ils passent inaperçus. « Voilà pourquoi, dit Gigot Suard, j'ai entendu dire quelquefois que l'eau du Mauhourat donnait la gravelle. »

Au point de vue de la *médication dépurative et du traitement des maladies de peau* ces effets sont très importants à connaître, ainsi que les applications thérapeutiques qu'on peut en tirer.

Les eaux silicatées sont diurétiques, c'est-à-dire qu'elles activent la filtration de la portion aqueuse de l'urine, et en même temps *dépuratives,* parce qu'elles modifient la sécrétion rénale, en débarrassant le sang des principes excrémentitiels qu'il contient en excès. Elles préviennent ainsi cette infection, qu'on a appelée *herpétisme,* et qui est produite par les déchets de désassimilation restés dans l'organisme. *Les principales manifestations de cet état morbide sont certaines névralgies et dyspepsies, la goutte, la gravelle, le rhumatisme, certaines maladies de peau et un certain nombre de catarrhes bronchiques, intestinaux et vésicaux.*

C'est principalement à cause de leur action, éminemment dépurative, que les eaux silicatées alcalines jouissent d'une efficacité réelle dans le traitement des maladies de peau. — On n'a pas à redouter, avec ces eaux, les déplacements dangereux des maladies de peau traitées par les eaux sulfureuses très actives, parce qu'elles n'amènent pas des perturbations aussi rapides, aussi grandes; tout en transformant profondément les dispositions de l'organisme, qu'elles soient héréditaires ou acquises, les eaux silicatées peuvent, par leur action sur les fonctions nutritives de l'économie, amoindrir considérablement la diathèse rhumatismale léguée par les parents.

De préférence, elles doivent être employées contre les dartres humides, et en particulier l'eczéma, car elles surexcitent beaucoup moins les symptômes locaux que les eaux sulfureuses. Aussi la principale clientèle de Sail-les-Bains est-elle, en grande partie, composée de malades affectés de cette dernière maladie et d'autres manifestations de la diathèse urique, de l'*uricémie*.

Les eaux silicatées alcalines agissent spécialement sur les muqueuses, sans avoir l'action irritante du soufre.

Elles procurent des modifications avantageuses aux malades affectés de *goutte atonique*, chez lesquels les eaux alcalines et fortes amèneraient une prompte dissolution du sang.

Nous répéterons encore, dit Gigot Suard, que *la gravelle*, qui est une manifestation de la diathèse urique, ainsi que *le catarrhe chronique de la vessie*, se trouvent très bien des eaux silicatées, qui débarrassent le sang des principes uriques qu'il contient en excès.

Dans la séance du 23 juillet 1879, M. le docteur Constantin Paul a présenté à la Société de thérapeutique des fragments de calculs brisés spontanément dans la vessie.

Il s'agit d'un malade qui rendait depuis trois ans des fragments de calculs assez gros pour qu'on s'étonnât qu'ils pussent sortir spontanément par l'urèthre. Dans ces derniers temps, ce malade en a expulsé une grande quantité. L'aspect en est singulier. Ils ressemblent absolument à des fragments d'obus. Il semble qu'il y ait eu comme un éclat de la partie superficielle de calculs, dont le noyau pouvait avoir le volume d'un noyau de cerise.

M. Constantin Paul ajoute que ces cas ne sont pas absolument rares; on en trouve des exemples dans la collection de Civiale, à l'hôpital Necker. On les trouve également mentionnés dans l'article *Gravelle* du dictionnaire encyclopédique de médecine dû à la plume de M. Desnos. Quant à la nature de ces calculs, elle a été établie de la manière suivante, par M. Henri Byasson :

Acide urique..................... 33.40
Phosphate de chaux et de magnésie. 3.88
Mucus, débris épithéliaux......... 12.00
                                  ―――――
                                  100.00

Que fallait-il faire au malade?

M. C. Paul rappelle la classification thérapeutique de M. Durand-Fardel pour la gravelle. La gravelle urique est diathésique, elle est causée par la goutte. La gravelle phosphatique est produite par une inflammation catarrhale des voies urinaires. La première serait traitée, par les eaux alcalines, avec succès.

M. C. Paul ne croit pas cette loi exacte, au point de vue thérapeutique. En effet, les malades, atteints de gravelle urique, voient bien la gravelle disparaître à Vichy, tant qu'ils boivent de grandes quantités d'eau qui alcalinisent leurs urines; mais souvent, quand ils reviennent de Vichy, la gravelle reprend de plus belle. M. C. Paul, pensant qu'il s'agissait d'une gravelle à la fois urique et phosphatique, a envoyé le malade à Pougues. Il se demande si, en pareil cas, on ne pourrait pas employer de préférence les eaux silicatées, de Plombières, d'Évaux, ou mieux encore, de Sail-les-Château-Morand renfermant de 0,14 de silicate de potasse par litre.

Au retour de Pougues, le malade ne souffrait plus de la vessie, mais il a rendu de nouveaux fragments. On a sondé le malade et on lui a trouvé des calculs dans la vessie, calculs qui ont été brisés et retirés par la lithotritie.

Le malade est aujourd'hui guéri.

« Quand il existe, dit M. *Moinet,* dans son ouvrage sur les *Eaux thermales de Cauterets,* une grande prédominance d'acide urique dans les veines, par suite d'une alimentation trop abondante, et nous ajouterons incomplètement digérée, et par suite mal assimilée, *quand le malade rend des graviers uriques, les indications des silicates alcalins sont formelles,* elles sont précises, on peut en espérer les plus heureux résultats. *Les silicates sont donc utiles dans la goutte,* mais seulement quand elle est déterminée par un excès de production d'acide urique, qui se révèle en grande quantité dans les urines et qu'on rencontre dans les articulations à l'état de dépôts d'urates.

« Les eaux silicatées alcalines exercent une action dissolvante non douteuse sur les productions uriques. Mais comme la plupart des sources de Cauterets sont assez sulfureuses pour que le soufre soit en pareil cas contre-indiqué, on est forcé d'avoir recours à celles qui en contiennent le moins. C'est ainsi que l'eau du Mauhourat est employée, dans ces cas spéciaux, par tous les médecins de Cauterets. »

L'eau de la source Du Hamel de Sail-les-Bains, ne contenant pas de soufre serait donc bien préférable à celle du Mauhourat.

Le *silicate de soude,* ajoute le docteur Moinet, *a une action manifeste sur les fonctions biliaires. Il liquéfie la bile, ce qui favorise l'expulsion des calculs biliaires. M. Picot* avait précédemment dit, dans une note qu'il présenta à l'Académie des sciences, *que le silicate de soude s'oppose à la transformation en glucose de la matière glucogène du foie, et qu'il est par conséquent très utile dans les maladies de cet organe, ainsi que dans le diabète.* Voilà encore deux savants complètement d'accord sur les effets bienfaisants des eaux silicatées, dans les maladies du foie.

« Mais, dit ensuite le docteur Moinet, l'acide silicique ou silice et les silicates alcalins jouissent encore d'autres propriétés. *Hahnemann,* qui étudia, l'un des premiers, l'action physiologique et thérapeutique de la silice, lui découvrit des *propriétés antizymotiques et réconfortantes;* il l'administrait dans *la cachexie mercurielle,* dans *les affections rhumatismales, le cancer, les plaies chroniques et les ulcères de toutes sortes,* dans *la phthisie,* dans *l'inflammation chronique des muqueuses,* dans *les dyspepsies.* Ses disciples font de la silice un des médicaments les plus importants de la matière médicale, dans les affections qui précèdent. » Les recueils homéopathiques donnent encore, sous forme d'aphorisme, la définition suivante : L'acide silicique a la propriété de diminuer le calibre *des vaisseaux.*

CHAPITRE IV

Etudes cliniques

Nous compléterons ce travail par quelques observations récemment prises par nous, loin des sources pour la plupart, et qui en s'ajoutant à celles que nous avons précédemment publiées dans une notice sur « Sail-les-Bains, dit -les.Château-Morand, seront de nouvelles preuves de l'action utile des Eaux de Sail, même transportées. »

Dans les *gastralgies* et surtout dans certaines *dyspepsies* consécutives aux maladies graves et liées à l'herpétisme ou à la diathèse urique, les eaux de Sail sont très propres à réveiller l'action de l'appareil digestif.

Nous citerons comme exemple une des plus curieuses observations que nous avons recueillies pendant la saison 1879 :

Dyspepsie

Le 17 juillet, nous arriva, de Paris, M. D..., négociant, âgé de cinquante-deux ans.

M. D..., malade depuis le 1ᵉʳ mai 1879, avait éprouvé, à la suite de l'administration d'un purgatif trop violent, un désordre d'estomac tel qu'il est arrivé à ne plus pouvoir se nourrir que de bouillon. Le lait même lui est indigeste et lui donne la diarrhée. Dès qu'il veut changer la plus petite chose à son maigre et rigoureux régime, la diarrhée et les vomissements surviennent et l'obligent à y revenir.

Son amaigrissement est excessif et les forces presque complètement éteintes : aussi lui faut-il un fauteuil roulant, à son arrivée à l'établissement de Sail, car il ne peut littéralement faire deux pas, sans se sentir extrêmement fatigué et éprouver des douleurs sourdes dans le bas-ventre. Le ventre est partout douloureux à la plus légère pression, surtout au niveau de l'ombilic.

M. D... ne peut retenir longtemps ses urines, reste d'une cystite produite par l'introduction fâcheuse d'une sonde, quelques jours avant le commencement de sa maladie.

Dix jours de traitement, consistant en un bain quotidien à 30° centigrades et de dix minutes seulement, au commencement, dont on prolongea progressivement la durée, et en un demi-verre, puis un verre et deux d'eau prise à la source thermale silicatée Du Hamel, amenèrent une sensible amélioration qui ne fit que croître rapidement; bientôt M. D... put se rendre à la table d'hôte du « *Grand Hôtel* » et user de tout ce qui s'y trouvait, sans qu'aucun désordre, si facile à se renouveler au début, reparut. M. D... quitta Sail-les-Bains le 18 août, juste un mois après son arrivée, parfaitement guéri, ne ressentant plus rien, ni du côté de la vessie, ni du côté de l'estomac, n'ayant plus vomi, n'ayant plus ressenti de diarrhée depuis plus de quinze jours; il a presque repris son embonpoint normal, retrouvé les fraiches couleurs de la jeunesse, et il part pour la Suisse, son pays natal, où ses forces lui ont permis de faire des ascensions que de plus jeunes n'eussent osé entreprendre.

Nous avons su depuis, par son médecin, que M. D... est revenu à Paris, très bien portant. Il se promet de revenir à Sail, l'année prochaine, par pure reconnaissance pour les eaux. L'habile docteur, qui le soigne à Paris, nous a assuré avoir été étonné de la rapidité avec laquelle M. D... avait recouvré la santé aux eaux de Sail. En 1880, M. D... continue à se bien porter, ainsi que nous l'avons appris de la bouche de ses amis.

Gastralgie

Ces eaux conviennent parfaitement aussi dans les longues convalescences, qu'elles activent.

Un exemple, récemment observé, servira à prouver que l'eau silicatée de Sail-les-Bains est très utile dans les convalescences des longues maladies, et qu'elle est capable de calmer les douleurs, parfois si vives et si fatigantes de la *gastralgie*.

M. le chevalier de B...., ancien officier de cavalerie dans l'armée italienne, fut pris à Paris, vers la fin du dur hiver que nous venons de supporter, d'une pleurésie à droite, que les remèdes anciens et nouveaux, diurétiques, purgatifs, sudorifiques, vésicatoires répétés, ne parvinrent pas à guérir.

La mort de son ami, le duc de Grammont, affecté de la même maladie, plusieurs menaces de syncope, agirent assez sur M. le chevalier de B... pour que la proposition d'une thoracentèse, d'abord rejetée, fut acceptée.

M. le docteur C. Paul retira près de trois litres de liquide transparent et citrin. La reproduction du liquide pleurétique ne se fit pas.

Mais, malgré les soins les plus grands, la guérison ne se fit pas rapidement ; et pendant plus d'un mois, il fallut un régime excessivement tonique pour relever les forces de ce malade. Ce régime, principalement composé de vins de Bagnols, Marsala, Madère, Xérès, vieux Bordeaux, etc., à la dose de plus d'un litre par jour, et d'un quart de litre de vieux cognac, de viandes crues et peu cuites, fatigua tellement l'estomac de M. de B..., qu'il fût obligé de cesser momentanément presque toute alimentation fortifiante, et de recourir à l'usage des eaux minérales.

Celle de Sail fut très bien supportée et calma peu à peu les grandes douleurs gastriques dont se plaignait le chevalier, dès qu'il avait mangé, même très légèrement.

M. de B..., dont l'estomac digère aujourd'hui (30 avril 1880) à merveille, se porte tout à fait bien et se propose de venir boire, à la source même, l'eau de Sail, qui a rétabli sa santé très fortement compromise.

Hypertrophie du foie. — Ictère. — Dyspepsie

Au milieu d'un long traitement. dirigé contre une maladie chronique du cœur, M. B..., âgé de 46 ans environ, fut atteint d'une hypertrophie considérable du foie, avec ictère et gonflement de la jambe droite, causée par une trombose de la veine poplitée correspondante.— Les urines étaient rares, épaisses et foncées. La mère de M. B... souffre du rhumatisme goutteux. M. B... a souffert de la gravelle.

La digitale était doublement indiquée, M. le professeur Sée et M. Raynaud, consultés séparément, ordonnèrent la macération des feuilles de digitale, dont les effets diurétiques furent rapides et manifestes.

Mais une dyspepsie rebelle étant survenue, et l'état du malade n'en indiquant plus l'emploi, il fallut cesser l'usage de la macération. L'eau de Sail, ordonnée comme étant à la fois eupeptique et diurétique, produisit un soulagement manifeste. Les urines continuèrent à être abondantes et claires; l'appétit, depuis longtemps presque nul, revint peu à peu; l'ictère cessa, l'hypertrophie diminua rapidement ainsi que les vives douleurs dues à la trombose veineuse, et le gonflement du pied droit disparut complètement.

M. B... recouvra peu à peu ses forces, ses digestions redevinrent parfaites, et il put facilement retourner dans son pays, où sa santé s'est depuis de plus en plus consolidée.

Pendant l'hiver de 1880, M. le docteur Constantin Paul nous ayant obligeamment autorisé à faire boire l'eau de Sail à plusieurs malades de son service de l'hôpital Lariboisière, nous en avons fait largement profiter ses malades, qui en ont bu plus de sept cents bouteilles. Nous prendrons au hasard, parmi les notes que nous avons recueillies, les observations de quelques malades affectés de gastralgie, de maladies du foie et d'eczéma. Mais auparavant, qu'il nous soit permis d'offrir nos remerciments confraternels, au savant et obligeant confrère qui a bien voulu nous ouvrir ses salles et rendre publique une médication dont les élèves, pour leur instruction et les malades, pour leur traitement, ont retiré un profit certain.

Tous les malades, hommes ou femmes, qui ont bu l'eau de Sail à l'hôpital Lariboisière, non-seulement l'ont très bien supportée, mais encore l'ont réclamée, quand elle venait à leur manquer, par suite des difficultés de transport, pendant le véritable hiver sibérien que nous venons de passer.

Coliques hépatiques (*Expulsion de calculs.*)

Antoine D....., célibataire, ouvrier couvreur, né à Paris, âgé de quarante ans et couché dans le lit n° 17, de la salle Saint-Henri, est entré dans le service de M. C. Paul, à l'hôpital Lariboisière, le 1er mai 1879.

Son père et sa mère sont morts fort âgés. Il n'a eu qu'un frère qui se porte bien. Le malade se rappelle qu'étant enfant, il eut la variole et la fièvre typhoïde. Il y a trois ans, étant soldat, en Afrique, il fut pris de la fièvre intermittente dans la province d'Oran, à la Magrigna. Deux ans, il conserva cette fièvre, avec des périodes de mieux qui n'ont jamais été de longue durée. De retour en France, malgré de copieuses doses de sulfate de quinine, il garda encore la fièvre pendant un an. Il put cependant terminer son septennat de soldat.

Il ne se rappelle pas, durant sa longue maladie paludéenne, avoir jamais ressenti des douleurs dans les hypochondres. Il raconte s'être frappé, sur le bord d'un bateau, le côté droit de la poitrine, en se jetant à l'eau pour sauver un homme qui se noyait, il y a seize ans.

Il n'a pas l'habitude de s'enivrer. Il y a cinq ans, il eut la syphilis, dont il a été guéri à l'aide d'injections mercurielles sous-cutanées; il ne lui en reste plus de traces.

La maladie dont il souffre remonterait à trois ans; il en aurait été traité à l'hôpital Saint-Antoine, et, à deux reprises, le professeur Jaccoud l'aurait eu dans son service à l'hôpital Lariboisière.

La maladie a débuté par des vomissements bilieux et glaireux, principalement le matin, et accompagnés de vives douleurs dans la région du foie. Il n'a jamais eu de jaunisse. L'appétit a été longtemps nul, et le malade nous dit que l'odeur seule des aliments lui donne des nausées. Ses forces ayant beaucoup diminué, il a été obligé de cesser ses travaux professionnels.

Le 1er novembre 1879, il nous raconte qu'il vomit deux ou trois fois par semaine, et toujours vers trois ou quatre heures du matin, et qu'il est alors réveillé par de très vives coliques hépatiques. Il a peu d'appétit et boit beaucoup. Sa langue est légèrement saburrale à la base. Les urines ne sont jamais très colorées; acides, elles se troublent après quelques heures de repos et renferment beaucoup d'acide urique. Elles ne contiennent ni sucre, ni albumine. Traitées à froid par l'acide azotique, les urines prennent une couleur fauve que la chaleur augmente jusqu'au brun; cette coloration est due à de nombreux détritus provenant des globules du sang; c'est ce que les chimistes ont appelé l'urohématine. Les intestins sont libres. Le ventre est dur, légèrement tendu, le foie dépasse les fausses côtes de quelques centimètres. La palpation et la percussion n'y déterminent aucune douleur.

Le 1er novembre, le 2, le 3, le 4, le 5, le 6, vomissements et coliques hépatiques que deux injections de morphine ne parviennent pas à faire cesser. Le malade prend deux litres de lait chaque jour, de petits morceaux de glace et de temps à autre un léger purgatif (magnésie calcinée, 4 gr., et calomel, 0,30 centigr.) pour combattre une constipation opiniâtre.

Le malade commence l'usage de l'eau de Sail (source Du Hamel) le 6, et les urines, qui, au début, n'étaient rendues qu'en petite quantité, un litre et demi, dépassent bientôt 2,000 grammes et atteignent 3,200 sans que la quantité de boisson absorbée soit augmentée. L'appétit reparait, puis continue à s'améliorer.

A partir du 10 novembre, le malade est quelquefois deux et trois jours sans éprouver de douleurs hépatiques ni de vomissements, et en même temps que les douleurs diminuent de fréquence, elles perdent aussi en intensité. Le 18, il rend *un gros calcul hépatique*, du volume de l'extrémité du petit doigt; il est à facettes, ce qui démontre qu'il n'est pas seul, et l'analyse faite par M. Dubourg, le savant interne en pharmacie du service, démontre que le centre du noyau est formé de carbonate de chaux et qu'il est recouvert de cholestérine.

Du 22 au 30 novembre, les coliques sont faibles et rares; à plusieurs reprises, nous ramassons sur un tamis *des graviers de cristaux de cholestérine*, qui ont été examinés au microscope. Après la première quinzaine de novembre, les coliques deviennent très rares et ne donnent que de légères sensations douloureuses. La seconde quinzaine se passe presque sans douleurs.

Le 5 janvier, le malade a ressenti de très fortes douleurs pendant la nuit, accompagnées de vomissements. On trouve dans les selles *encore deux calculs et d'abondants graviers* que M. Dubourg déclare être encore composés de cholestérine.

Ensuite, le malade alla mieux, malheureusement, nous ne pûmes le suivre plus longtemps. Le chef de service fut obligé de le renvoyer pour cause d'insubordination répétée.

Il est facile, après lecture de cette observation incomplète, malgré nous, de constater les bons effets de l'eau de Sail transportée. Elle a rendu l'appétit au malade. Elle a considérablement augmenté la quantité des urines rendues. Elle a, enfin, déterminé l'expulsion de nombreux graviers de cholestérine et de trois calculs hépatiques, dont un très volumineux.

Gastralgie très douloureuse

Clovis H....., âgé de vingt-sept ans, célibataire, exerce la profession de charron. Né à Saint-Maurice-sur-Averon (Loiret), il a fini son service militaire. Ses parents sont bien portants, mais herpétiques.

Il dit ne pas être adonné à la boisson et n'avoir jamais eu la syphilis. Malade depuis deux ans et demi, il fait remonter la cause de sa maladie à l'absorption de 25 grammes d'iodure de potassium qu'il aurait pris, dans un court espace de temps et sans ordonnance de médecin, pour se guérir de boutons qu'il avait sur le corps et qui ne reconnaissaient pas avoir une origine suspecte (*acne punctata ?*).

Deux heures après les repas, qui sont toujours très légers, il éprouve des douleurs très aiguës, puis des crampes au niveau du creux de l'estomac. Ces sensations douloureuses sont accompagnées d'une grande pesanteur à l'épigastre, dans le bas-ventre et jusque dans la vessie. Une heure après les repas, il expectore d'abondants crachats blancs et glaireux. Le malade accuse de fréquentes aigreurs. La palpation et surtout la percussion pratiquées sur la région de l'estomac déterminent des douleurs. Deux cicatrices indiquent qu'on lui a posé deux cautères qui n'ont rien amélioré. La langue est pâle, la constipation est de règle; ainsi le malade n'a pas purgé depuis cinq jours, lors de son entrée à l'hôpital. Le malade est maigre et dit avoir perdu plus de trente livres. Les boissons fraiches lui sont désagréables.

Le 10 décembre, M. le docteur *C. Paul* fait à son malade, le matin à jeun, le gargarisme de l'estomac et l'injection d'eau de Sail dans cet organe, avec l'ingénieux appareil de M. Faucher. Après avoir fait pénétrer dans l'estomac du malade l'extrémité libre et en caoutchouc du siphon, puis après avoir versé dans l'entonnoir de verre environ un litre d'eau tiède, M. C. Paul élève l'entonnoir à la hauteur de la figure du patient, qui est assis en face de lui, et tout le contenu passe dans l'estomac; puis après quelques minutes, abaissant l'entonnoir au-dessous de l'estomac, l'eau qui en était sortie revient dans l'instrument, plus ou moins chargée de matières glaireuses et colorées en vert, par plus ou moins de bile. Ce premier temps fait, M. C. Paul rejette le contenu de l'entonnoir provenant du lavage de l'estomac; et avec environ quatre et cinq verres d'eau de Sail, préalablement portée, dans un bain-marie, à sa température normale de 34° centigrades, il répète le même travail en déversant l'eau dans l'estomac, où cette fois il la laisse, car il retire le tube de caoutchouc, sans abaisser l'entonnoir au-dessous de l'estomac du malade.

L'habile médecin de Lariboisière continue ce traitement à son malade jusqu'au 20 janvier, après lui avoir défendu l'usage du vin. A partir du 26 décembre, une amélioration très notable était constatée dans la santé de ce malade.

Pendant ce traitement, qui a duré quarante jours, M. C. Paul a voulu se convaincre des effets de l'eau de Sail, et il en a interrompu l'usage à plusieurs reprises. Chaque fois, les aigreurs qui avaient cessé reparurent, ainsi que les douleurs épigastriques, amoindries cependant.

Le malade se pratiqua lui-même, à plusieurs reprises, le lavage de son estomac et l'injection d'eau de Sail. Lors de son départ, à la fin de janvier, il n'accuse aucune douleur, ni spontanée, ni provoquée; il ne sent plus de pesanteur épigastrique d'un repas à l'autre, le ventre est libre, et il quitte l'hôpital, guéri et très content de la médication employée.

Gastralgie hystérique

Le 5 mars 1880, Mathilde A....., âgée de 22 ans, célibataire et couturière, née à Lille et demeurant rue d'Hauteville, 18, à Paris, est entrée à l'hôpital Lariboisière, salle Sainte-Elisabeth, dans le service de M. C. Paul.

Née de parents bien portants, elle a six frères et sœurs dont la santé est excellente.

Toujours souffreteuse, elle aurait eu la fièvre typhoïde dans son enfance. Ayant eu pour la première fois ses époques vers 19 ans, elle les a toujours eues, depuis lors, très irrégulièrement, chaque deux ou trois mois. — Elle les a eues pour la dernière fois dans les premiers jours de mars.

En août 1878, sans cause connue, elle a vomi pendant trois jours, et, dans la suite, les vomissements ont reparu à plusieurs reprises, causés par quelques contrariétés.

A la fin de 1879, les vomissements ayant augmenté de fréquence, souvent après les repas, ou après l'ingestion d'une boisson, la malade se décida à entrer à l'hôpital de Lariboisière, chez M. C. Paul. Le régime lacté continué régulièrement pendant huit jours, des sinapismes à l'épigastre, le sirop d'iodure de fer, des bains électriques, firent cesser momentanément les vomissements. La malade fut dirigée sur le Vésinet le 30 janvier.

· Mais les vomissements reparurent bientôt, et pendant huit jours, elle vomit du sang à pleine cuvette. Les dernières époques avaient eu lieu en décembre.

A son entrée, la jeune fille se plaint de très fortes douleurs d'estomac, spontanées et provoquées par la pression, s'irradiant dans le dos, entre les deux épaules. Elle ne tousse pas. Elle se plaint de violents maux de tête. Le régime lacté, le sirop de morphine, l'aimant, l'électrisation stomacale, les vaporisations d'éther, le bromure de potassium, la potion de rivière, l'eau de Vichy artificielle employée au lavage de l'estomac, avec l'appareil de M. Faucher... rien n'arrête les vomissements fréquents qu'elle éprouve dès qu'elle mange un tant soit peu.

Le 28 mars, M. C. Paul commence le lavage de l'estomac avec l'eau de Sail, comme chez le malade précédemment cité, opération qui est très bien supportée. Le 7 avril, les vomissements sont moins fréquents, mais les vives douleurs de l'estomac persistent. M. C. Paul fait cesser le bromure de potassium et donne pendant deux jours 0,50 centigrammes de thériaque, sans aucun succès. Le 15, les vomissements ont diminué, on peut les compter, ils n'ont lieu que cinq à six fois par jour et beaucoup moins abondants, l'estomac garde une partie des aliments. Le 17, ils ont complètement cessé. Le 20, ils n'ont pas reparu. M. C. Paul fait cesser le lavage de l'estomac, habilement pratiqué par un externe du service, M. Léon Derecq, et continue à la malade l'usage de l'eau de Sail, source Du Hamel, en boisson. La malade reste huit jours encore à l'hôpital, en observation, et part le 28 avril complètement guérie.

Nous pourrions aussi citer, si nous n'étions obligé de nous restreindre, l'observation d'Eugénie Léger, domestique, âgée de 28 ans, née à Saint-Maurice, en Savoie, affectée aussi de *gastralgie douloureuse,* entrée dans le service de M. C. Paul, salle Sainte-Elisabeth, n° 21, le 30 novembre 1879, et partie guérie le 23 janvier, après avoir fait usage de l'eau silicatée de Sail.

Celle d'Adélaïde Déprez, femme Hébert, journalière, demeurant passage Malassis, n° 22 *bis,* née à Fruges (Pas-de-Calais), âgée de 33 ans, entrée dans les premiers jours de février salle Sainte-Elisabeth, n° 7. Cette femme, affectée de *dyspepsie sans douleurs,* ne mangeait presque rien, aussi est-elle d'une maigreur extrême. M. C. Paul lui ordonne l'eau de Sail. Le 1er mars le mieux est sensible, la malade mange deux portions et reprend des forces. Elle quitte l'hôpital, dans de bonnes conditions, vers le milieu de mars.

Nous terminerons par l'exposé succinct de deux maladies de peau traitées et guéries dans le service de M. C. Paul.

Eczéma crural

Le 29 novembre 1879 est entré, salle Saint-Henri, M. G....., Pierre, chimiste, âgé de 49 ans, né à Troyes et demeurant à Saint-Denis, rue Dezobry.

Ses ascendants sont morts à l'âge de 80 et de 85 ans, sans avoir eu, au su du malade, de maladies cutanées. M. G..... a eu une vie très agitée, buvant quelquefois un peu trop. A plusieurs reprises, il eut de l'urticaire.

Un eczéma, donnant lieu à de grandes démangeaisons et à un suintement très abondant, occupe les deux jambes et remonte jusqu'au milieu des cuisses. M. C. Paul ordonne les bains d'amidon et l'enveloppement avec une feuille de tissu en caoutchouc qui augmente considérablement le suintement des jambes.

Le 5 décembre, M. G..... commence l'usage de l'eau de Sail et, dès le 12, il y a une amélioration notable; le 16, le malade craint que l'eau ne vienne à lui manquer, car la difficulté des transports, pendant nos fortes gelées, a un peu entravé l'envoi de l'eau à l'hôpital, car il trouve qu'elle lui a déjà fait beaucoup de bien. Le 22, l'eczéma a de beaucoup diminué; le 28, la guérison est complète, et M. G..... quitte l'hôpital, guéri, le 2 janvier 1880, après avoir constaté l'action manifestement diurétique de l'eau de Sail.

Eczéma généralisé

Julie B....., âgée de 26 ans, domestique, entre le 12 octobre 1879, salle Sainte-Elisabeth. Ses jambes, ses bras et son dos sont couverts de nombreuses éruptions vésiculeuses, lui causant de très vives démangeaisons et donnant issue à un liquide séreux abondant.

Le 19 novembre, après un traitement qui n'a pas produit de

résultats bien marqués, Julie B..... commence à boire de l'eau de Sail. Le 12 décembre, les jambes vont beaucoup mieux. L'amélioration continue lentement, et le 24 janvier 1880 l'éruption eczémateuse a complètement disparu. La malade quitte le service quelques jours après, complètement guérie.

Engorgements de l'utérus

L'action franchement dépurative des eaux de Sail favorise beaucoup leur action résolvante et reconstituante.

Il en est de même pour les *engorgements de la matrice* et de ses annexes ; aussi voit-on souvent, à Sail, disparaître, comme par enchantement, certaines leucorrhées, jusque-là très opiniâtres, qui minaient sourdement la constitution des malades, et qui se rattachaient à l'atonie de l'appareil génital.

Dans les cas d'engorgement utérin, comme dans un grand nombre de plaies atoniques, les malades se trouvent très bien des irrigations prolongées, sur un fauteuil à dossier renversé, pratiquées avec l'eau thermale de la source silicatée Du Hamel deux fois par jour et continuées 15 à 20 minutes. L'eau d'Urfé, prise en boisson le matin à jeun, triomphe de la constipation qui accompagne souvent l'engorgement ; des bains tempérés en baignoire d'abord, en piscine ensuite, complètent le traitement.

Citons à l'appui l'observation suivante : Mme X..., âgée de 27 ans, mariée et mère de deux enfants, nous est envoyée par le docteur H... Elle est malade depuis sa dernière couche qui remonte à 4 ans ; les menstrues sont régulières, mais ne fournissent que du sang pâle et peu abondant ; des pertes blanches, bien que non exagérées, affaiblissent considérablement Mme X..., dont l'anémie est profonde et la faiblesse très marquée. L'appétit est faible et la constipation très grande. L'examen local nous fait voir une antéversion avec engorgement inflammatoire du col, surtout dans sa lèvre supérieure. Il y a une grande hypérestésie du vagin.

Arrivée le 27 juillet à Sail, Mme X... éprouve, le 10 août, un soulagement notable, et peut déjà faire de petites promenades, tandis qu'à son arrivée, elle pouvait à peine marcher. Le

23 août elle part très bien portante ; elle a pu faire de longues excursions et se sent, dit-elle, guérie. Depuis, nous avons reçu de ses nouvelles, constatant le maintien de sa bonne santé.

Mme X... est revenue en 1880, et nous avons pu constater que sa guérison est absolument complète.

Conclusion

Après avoir étudié la composition chimique des eaux silicatées alcalines des Pyrénées, et particulièrement celle de la source du Mauhourat; après avoir rassemblé les preuves que donnent la chimie, la physiologie et la thérapeutique, et qui servent de base à l'opinion des chimistes hydrologues et des médecins qui exercent à Cauterets, nous sommes arrivés à un résultat incontestable, mais souvent encore jusqu'ici contesté, c'est que les eaux silicatées guérissent un certain nombre de maladies.

Notre affirmation est fondée sur les travaux des chimistes, des physiologistes, des médecins qui ont étudié les propriétés des silicates, des savants qui ont fait la réputation des eaux silicatées des Pyrénées, et spécialement sur ceux de MM. Fontan, Filhol et Réveil, Louis et Henri Byasson, Gigot Suard, Duhourcau, Lahillonne, Moinet, etc., etc., qui tous s'accordent pour attribuer aux silicates alcalins les propriétés digestives, dépuratives et lithontriptiques que l'on reconnaît particulièrement à la source du Mauhourat. Nous nous appuyons encore sur les travaux de nos prédécesseurs et sur les beaux résultats que nous avons obtenus à Sail.

C'est après avoir comparé les effets physiologiques de l'eau de cette source et les résultats thérapeutiques qu'elle procure chaque année à des milliers de malades, que nous pouvons affirmer qu'au centre de la France, à une heure de Vichy, il existe une source, celle de Du Hamel, à Sail-lès-Château-Morand (département de la Loire), capable par son extrême abondance, sa thermalité et sa richesse en silicates alcalins, de soude, de potasse et de lithine, de rivaliser avec la source du Mauhourat et les autres sources silicatées de Cauterets, avec celles de Plombières, d'Evaux, de Schlangen-bad, etc., ce que démontreraient au besoin quelques observations, puisées au hasard, dans notre pratique thermale de Sail-les-Bains et qu'on pourra lire dans une brochure que nous avons publiée sur les eaux silicatées de Sail en 1880, ainsi que les observations citées précédemment et prises à l'hôpital de Lariboisière, en plein hiver et loin des sources. Nous donnons ici un tableau synoptique de l'analyse de ces deux sources, le croyant capable d'être encore utile pour faire ressortir l'analogie que nous avons établie entre l'eau du Mauhourat de Cauterets et cellede la source Du Hamel de Sail, dans leurs principaux éléments de minéralisation.

TABLEAU SYNOPTIQUE

DES

Principaux éléments minéralisateurs des sources de Du Hamel et du Mauhourat

ANALYSE DE L'EAU DE LA SOURCE DU HAMEL, FAITE PAR M. O. HENRI.		ANALYSE DE L'EAU DU MAUHOURAT FAITE PAR MM. FILHOL ET RÉVEIL.	
Silicates de soude et de potasse.	0.1832	Silicates....................	0.1082
Silicates de lithine et d'alumine. } Sesquioxyde de fer et azotate.. }	0.0100	Sulfure de fer................	0.0004
Bicarbonates de soude et de potasse........................	0.0482	Bicarbonates alcalins..........	traces
Bicarbonates de chaux et de magnésie......................	0.1122	Bicarbonates de chaux et de magnésie...................	
Sulfate de soude anhydre.....	0.0800	Sulfate de soude anhydre......	0.0075
Chlorure de sodium..........	0.0903	Chlorure de sodium..........	0.0800
Iodure alcalin................	0.0030	Iodure alcalin................	traces
Matière organique azotée......	0.0070	Matière organique azotée.....	0.0460

Les avantages que les médecins reconnaissent aux eaux silicatées, au point de vue de ses propriétés digestives et dépuratives, contre certaines maladies de l'estomac, du foie et des organes génito-urinaires, grâce à la présence des silicates

alcalins, l'eau de la source Du Hamel les possède à un degré
supérieur, puisqu'elle est plus riche en silicates et en carbonates alcalins. Elle est aussi plus tonique et reconstituante,
grâce aux principes ferrugineux qu'elle contient en dissolution.

Les belles cures obtenues, pendant les dernières saisons thermales, par nos prédécesseurs, MM. Bellety, Merle des Isles,
Hugues, et celles que nous avons obtenues nous-mêmes pendant les étés de 1879 et de 1880 sont une garantie de l'efficacité
réelle des eaux de Sail; les résultats avantageux qu'en ont recueilli
les malades de M. Bouchut, à l'hôpital des enfants; de M. Féréol,
à l'hôpital Beaujon, spécialement dans les affections du foie; de
M. le professeur Guyon, à l'hôpital Necker, dans les maladies
des reins et de la vessie ; et de M. C. Paul, à Lariboisière, dans
les maladies du foie et de l'estomac, ainsi que dans les maladies dela peau; médecins qui ont bien voulu expérimenter, sur
une large échelle, les eaux de Sail dans les hôpitaux de Paris,
sont autant de témoignages publics des bons effets et de l'utilité de ces eaux minérales.

D'après l'étude ci-dessus faite sur les propriétés chimiques
des silicates alcalins, et spécialement du silicate de soude;
d'après son action physiologique et thérapeutique étudiée par
de savants chimistes, par des vétérinaires et des médecins distingués, Belges, Allemands, Italiens et Français, nos confrères et
nos maîtres; d'après les études longtemps et sérieusement faites
par des hydrologues distingués, sur l'action physiologique et
thérapeutique des eaux minérales silicatées; d'après les rappro-
chements que nous avons établis entre des eaux silicatées bien
suivies, mais peu employées sous leur vrai nom; d'après les
études comparatives que nous avons faites entre ces eaux et celle
plus silicatée de Sail-les-Château-Morand; d'après les observations que nous avons publiées, que nous publions aujour-
d'hui et que nous publierons; on est obligé de convenir que :

1° *Le silicate de soude a été utilement employé en médecine et en
chirurgie ;*

2° *Les eaux minéro-thermales silicatées, dont la source Du Hamel*
est la plus haute expression en France, ont été utilisées, avec
le plus grand avantage, pour le plus grand profit des malades,
auxquels elles sont capables de rendre de grands services, *dans*

les maladies de peau, surtout l'eczéma, la gravelle, la goutte et les rhumatismes chroniques, les névralgies, les gastralgies et les dyspepsies, les maladies du foie de nature goutteuse, dépendant d'un vice herpétique dû à la diatèse urique, ainsi que dans les plaies, les engorgements chroniques de la matrice, les écoulements opiniâtres, et nombreuses maladies dues à un vice de sang. En agissant comme dépuratives, cicatrisantes et réparatrices.

Nous ne pouvons mieux terminer cette Notice que par l'épilogue qui suit :

Tout récemment, le 12 août 1880, M. le docteur J... (de Paris), se rencontre en gare avec le savant illustre, M. Dumas.

« — Et où allez-vous ainsi? dit-il au docteur J...

« — A une station thermale que vous ne connaissez probablement pas, à Sail-les-Bains.

« — Mais si, mais si; ce sont des eaux si richement silicatées qu'on ne leur connaît pas d'analogues. »

Le signal du départ réduisit le colloque à ces quelques mots qui suffisent d'ailleurs pour faire voir que Sail-les-Bains n'est pas inconnu du monde savant.

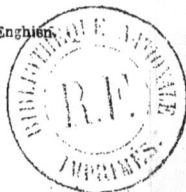

Paris. — Imprimerie de la Publicité (Reverchon et Vollet), 18, rue d'Enghien.